I0047372

Jean-Charles Cauvin

Epanchements pleuraux parapneumoniques de l'enfant

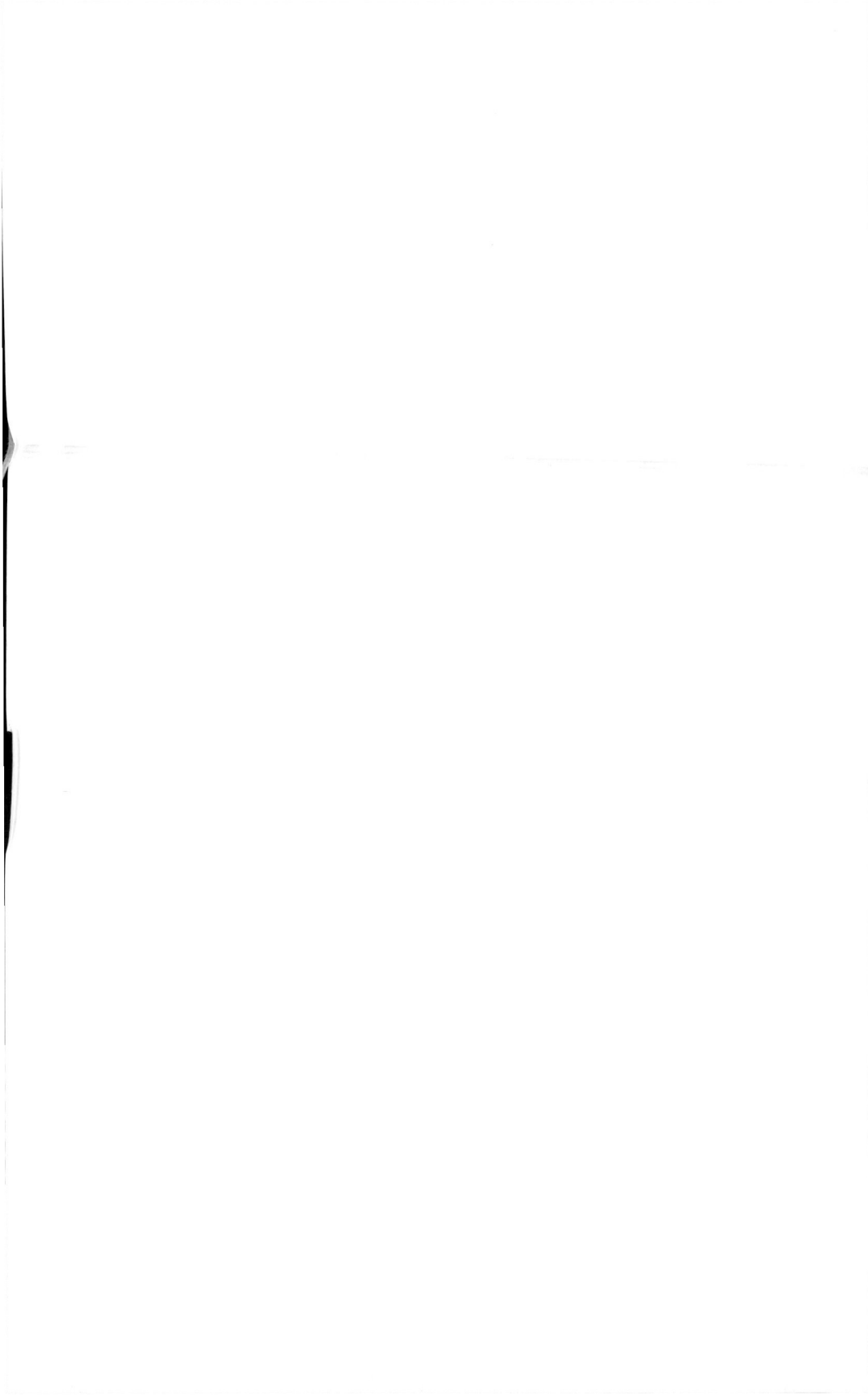

Jean-Charles Cauvin

Epanchements pleuraux parapneumoniques de l'enfant

Modalités de prise en charge en réanimation pédiatrique

Presses Académiques Francophones

Impressum / Mentions légales

Bibliografische Information der Deutschen Nationalbibliothek: Die Deutsche Nationalbibliothek verzeichnet diese Publikation in der Deutschen Nationalbibliografie; detaillierte bibliografische Daten sind im Internet über http://dnb.d-nb.de abrufbar.

Alle in diesem Buch genannten Marken und Produktnamen unterliegen warenzeichen-, marken- oder patentrechtlichem Schutz bzw. sind Warenzeichen oder eingetragene Warenzeichen der jeweiligen Inhaber. Die Wiedergabe von Marken, Produktnamen, Gebrauchsnamen, Handelsnamen, Warenbezeichnungen u.s.w. in diesem Werk berechtigt auch ohne besondere Kennzeichnung nicht zu der Annahme, dass solche Namen im Sinne der Warenzeichen- und Markenschutzgesetzgebung als frei zu betrachten wären und daher von jedermann benutzt werden dürften.

Information bibliographique publiée par la Deutsche Nationalbibliothek: La Deutsche Nationalbibliothek inscrit cette publication à la Deutsche Nationalbibliografie; des données bibliographiques détaillées sont disponibles sur internet à l'adresse http://dnb.d-nb.de.

Toutes marques et noms de produits mentionnés dans ce livre demeurent sous la protection des marques, des marques déposées et des brevets, et sont des marques ou des marques déposées de leurs détenteurs respectifs. L'utilisation des marques, noms de produits, noms communs, noms commerciaux, descriptions de produits, etc, même sans qu'ils soient mentionnés de façon particulière dans ce livre ne signifie en aucune façon que ces noms peuvent être utilisés sans restriction à l'égard de la législation pour la protection des marques et des marques déposées et pourraient donc être utilisés par quiconque.

Coverbild / Photo de couverture: www.ingimage.com

Verlag / Editeur:
Presses Académiques Francophones
ist ein Imprint der / est une marque déposée de
AV Akademikerverlag GmbH & Co. KG
Heinrich-Böcking-Str. 6-8, 66121 Saarbrücken, Deutschland / Allemagne
Email: info@presses-academiques.com

Herstellung: siehe letzte Seite /
Impression: voir la dernière page
ISBN: 978-3-8381-7762-5

Copyright / Droit d'auteur © 2013 AV Akademikerverlag GmbH & Co. KG
Alle Rechte vorbehalten. / Tous droits réservés. Saarbrücken 2013

PRISE EN CHARGE DES EPANCHEMENTS PLEURAUX PARAPNEUMONIQUES DE L'ENFANT EN REANIMATION PEDIATRIQUE

Dr Jean-Charles Cauvin

SOMMAIRE

III. Deuxième partie : enquête rétrospective sur les épanchements pleuraux parapneumoniques en réanimation pédiatrique entre 2000 et 2005.

Abréviations

AINS : anti-inflammatoire non stéroïdien

ATB : antibiotique

ATCD : antécédent

CRP : C-reactiv protein

C3G : céphalosporine de troisième génération

ED : examen direct

EFR : explorations fonctionnelles respiratoires

EPP : épanchement pleural parapneumonique

FC : fréquence cardiaque

FR : fréquence respiratoire

IV : intraveineux

LDH : lactate déshydrogénase

NFS : numération formule sanguine

PA : pression artérielle

PCR : polymerase chain reaction

PRISM : pediatric risk of mortality

PSDP : pneumocoque de sensibilité diminuée à la pénicilline

SDRA : syndrome de détresse respiratoire aiguë

TDM : tomodensitométrie

TVA : thoracoscopie vidéo-assistée

I. Introduction

Depuis dix ans on assiste en France à une augmentation des pleuropneumopathies bactériennes chez l'enfant.

Complications d'une pneumopathie bactérienne, les épanchements pleuraux parapneumoniques sont actuellement plus sévères et génèrent des durées d'hospitalisation plus longues.

Si le traitement des épanchements parapneumoniques simples repose sur l'antibiothérapie seule, celui des EPP compliqués et des empyèmes est mal codifié et varie selon les centres, de la simple ponction à la décortication pleurale.

Ces choix thérapeutiques sont dépendants du plateau technique disponible et des caractéristiques de l'épanchement.

Ils doivent être évalués en fonction du caractère agressif des gestes et des résultats potentiels en terme de durée d'hospitalisation, d'antibiothérapie, d'hyperthermie, de sevrage en oxygène, de la nécessité d'un geste chirurgical secondaire, de l'évolution initiale et de la survenue de séquelles à long terme.

En l'absence de prise en charge consensuelle, nous avons proposé de revoir les enfants traités pour une pleuropneumopathie dans le service de Réanimation infantile du CHU de Caen lors des six dernières années afin de suivre leur évolution, d'évaluer les éventuelles séquelles, de faire une analyse critique des différentes prises en charge thérapeutiques initiales et d'élaborer d'un algorithme décisionnel homogène reposant sur les données les plus récentes de la littérature et sur notre propre expérience.

II. Première partie : les épanchements pleuraux parapneumoniques

II.1. Données historiques concernant la prise en charge

Hippocrate (460-377 avant JC) connaît déjà les signes cliniques de l'empyème pleural et met au point une première technique de drainage qui consiste à pratiquer une ouverture dans le thorax au niveau du dixième espace intercostal et à placer un drain réalisé à l'aide d'un morceau de tissu.

Un peu plus tard, Aristote (384-322 avant JC) propose que le drainage du pus, à l'aide d'un tube en métal placé après incision cutanée et cautérisation, soit effectué après constitution de la pleurésie purulente pour éviter la survenue d'un pneumothorax potentiellement mortel [77].

Au XVIIIème siècle, Sir Thomas Osler décrit l'accumulation de pus dans l'espace pleural et insiste sur l'urgence de traiter par incision et drainage, tel un abcès ordinaire[77].

A la fin du XIXème siècle, Hewitt réalise des drains thoraciques qui permettent un drainage du liquide pleural en circuit fermé, évitant ainsi le risque important de pneumothorax lors de l'exposition de la plèvre à la pression atmosphérique et augmentant également l'efficacité du drainage.

Ce système de drainage fermé ne sera utilisé à grande échelle qu'en 1918 après les recommandations de E. Graham basées sur l'observation des cas d'empyème pleural chez les soldats américains pendant la première guerre mondiale, et permettra une nette diminution de la mortalité relative à cette pathologie [24].

II.2. Epidémiologie

Depuis la fin des années 1990 de nombreuses équipes pédiatriques signalent une nette augmentation de l'incidence des pleuropneumopathies et du nombre d'hospitalisations pour cette pathologie dans les pays développés [23, 43, 104]. Ainsi 28 à 40% des enfants hospitalisés pour une pneumonie présenteraient un épanchement pleural [4].

Entre 1995 et 2003, l'incidence des pleurésies purulentes en France a été multipliée par 4 ou 5, ce qui semble suivre de façon décalée l'évolution observée aux Etats-Unis depuis le début des années 1990.

L'enquête épidémiologique réalisée par Byington et al dans l'Utah entre 1993 et 1999 a montré un très net accroissement des pleurésies purulentes de 1 cas pour 100000 en 1993 à 5 cas sur 100000 en 1999. Les pleurésies purulentes compliquent, dans cette enquête, 28% des pneumopathies communautaires hospitalisées de l'enfant [25].

Cependant, après un pic en 1999 et en 2000, Schultz observe, lors d'une étude rétrospective réalisée au Texas entre 1993 et 2002, une diminution progressive des pleurésies purulentes, pouvant coïncider, avec un décalage de un ou deux ans, avec la généralisation de la vaccination anti-pneumococcique chez les enfants de moins de deux ans. Le nombre de pleuropneumopathies reste toutefois toujours supérieur en 2002 qu'en 1998 [104].

Actuellement, les pleuropneumopathies représentent en France 0,1 à 2,2% des hospitalisations en pédiatrie [48].

II.3. Etiologies

II.3.1. Avant les années 1990

Avant l'avènement des antibiotiques, *Streptococcus pneumoniae* était responsable des deux tiers des épanchements pleuraux parapneumoniques.

Avec l'introduction des sulfamides et des pénicillines, on a observé une diminution de l'incidence des complications des pneumopathies et du nombre de cas de pleurésies causées par le pneumocoque.

De façon concomitante, on a constaté une augmentation des épanchements consécutifs aux pneumopathies causées par *Staphylococcus aureus* qui représentait, à la fin des années 1950, aux Etats-Unis, jusqu'à 92% des épanchements pleuraux parapneumoniques (EPP) chez l'enfant. Dans les années 1960, avec l'arrivée d'antibiotiques efficaces contre le staphylocoque, l'incidence des pneumopathies causées par cette bactérie a décliné.

L'incidence de *Haemophilus influenzae type b*, fréquent jusqu'à la fin des années 1980, a nettement régressé dès l'instauration de la vaccination anti-Haemophilus.

Streptococcus pneumoniae était dès lors le pathogène principal des pleurésies parapneumoniques.

Le premier cas clinique significatif d'EPP lié à un *S pneumoniae* de sensibilité diminuée à la pénicilline (PSDP) a été rapporté en Australie en 1967 et, depuis le milieu des années 1980, son incidence ne cesse d'augmenter [50].

II.3.2.   Bactéries actuelles

Toutes les études actuelles affirment que *Streptococcus pneumoniae* est la bactérie la plus fréquente dans les épanchements pleuraux parapneumoniques. Sa fréquence s'est nettement accrue depuis 1990, passant en 15 ans de 20-30% à 50-75% des isolats, dans les empyèmes documentés microbiologiquement [48, 72, 93, 120].

Selon les enquêtes récentes, *Streptococcus pyogenes* représente 10 à 15% des pleuropneumopathies documentées [25, 48,120].

Par contre, rarement responsable de pleuropneumopathies chez l'enfant de plus de un mois en France, *Staphylococcus aureus* est, depuis la généralisation de la vaccination anti-pneumococcique, plus fréquemment retrouvé dans les enquêtes américaines (18 à 60% des bactéries isolées dans les pleurésies purulentes). Parmi les souches de *S aureus* isolées, 75% sont meticilline résistantes [69].

Mycoplasma pneumoniae est identifié par la sérologie et par la Polymerase Chain Reaction (PCR) dans 5-10% des pleuropneumopathies infectieuses et il existe un épanchement pleural dans 10-20% des pneumopathies à *M pneumoniae* [89,120].

Le bacille de Koch est retrouvé dans les cultures de la plèvre dans 2% des cas.

Haemophilus influenzae est rarement retrouvé depuis l'instauration de la vaccination systématique en 1992.

Les bactéries anaérobies sont rarement en cause, contrairement à l'empyème de l'adulte. Elles se rencontrent principalement lors des pneumopathies d'inhalation, des abcès dentaires, des foyers digestifs ou lors de pathologies traumatiques.

Les bactéries Gram négatif (notamment *Pseudomonas aeruginosa*) sont rarement retrouvées et le plus souvent chez des enfants fragilisés.

II.4.   Physiopathologie

L'espace pleural, quasi virtuel, est limité par la plèvre pariétale accolée à la paroi thoracique, et la plèvre viscérale qui recouvre le parenchyme pulmonaire.

Normalement, le liquide contenu dans l'espace pleural est pauvre en lymphocytes et son volume est faible (0,3 mL/kg chez l'enfant) [58].

Il existe un équilibre entre la production par les cellules mésothéliales et le drainage par les lymphatiques pariétaux.

Dans les conditions normales, le liquide émane des capillaires artériels par filtration et est réabsorbé à 90% par des capillaires veineux et lymphatiques à travers leurs endothéliums semi-perméables. Les 10% restants sont soumis à des mouvements régis par la loi de Starling, ils dépendent ainsi de l'index de perméabilité lié à l'intégrité du revêtement endothélial des capillaires, des pressions oncotique et hydrostatique. La modification d'un de ces éléments entraîne un déséquilibre entre production et élimination responsable d'une accumulation de liquide dans la cavité pleurale [24, 55, 90].

Après la contamination bactérienne, le plus souvent à partir d'un foyer infectieux pulmonaire contigu, l'épanchement pleural résulte de l'augmentation de la production de liquide par les cellules mésothéliales et de l'augmentation de la perméabilité induite par les fractions du complément et leucotriènes. Les cellules mésothéliales, activées par les lipopolysaccharides ou les peptidoglycanes produits par la bactérie causale, vont également recruter des polynucléaires neutrophiles et phagocytes par le biais d' interleukines, facteurs de croissance et chemokines.

Dans le même temps, le processus inflammatoire, du fait de la prolifération de fibroblastes et de l'accroissement de la membrane basale, altère le drainage lymphatique pleural limitant l'évacuation de l'épanchement [73].

La constitution de l'empyème comprend trois stades entre lesquels la progression est plus ou moins rapide selon l'agent infectieux responsable [3, 9, 22, 29, 74, 102] :

- **Stade 1 ou stade exsudatif** : dès les premières heures de la contamination bactérienne survient un épanchement pleural exsudatif. Cet épanchement initial est de faible volume, fluide, clair, citrin, pauci-cellulaire et dépourvu de bactéries. La plèvre est congestive, œdématiée et le poumon est, à ce stade, facilement expansible.

- **Stade 2 ou stade fibrinopurulent** : entre le deuxième et le huitième jour se constitue un épanchement fibrino-purulent. Les bactéries envahissent la plèvre, les conditions biochimiques se modifient avec baisse du taux de glucose, du pH et augmentation du taux de LDH. L'épanchement s'épaissit et se trouble par migration de facteurs procoagulants, de fibroblastes et par diminution de l'activité fibrinolytique locale. Un coagulum fibrineux se forme alors, avec création de fausses membranes qui vont cloisonner la cavité pleurale en logettes et gêner la mobilité du poumon et sa réexpansion. qui est toutefois plus facile chez l'enfant en raison de l'élasticité de sa cage thoracique.

- **Stade 3 ou stade organisé** : en 15 jours le liquide devient franchement purulent, épais, riche en débris cellulaires, en bactéries et en dépôts de fibrine. Progressivement va se former une pachypleurite fibreuse, véritable écorce pleurale rigide gênant le drainage et la pénétration des substances antimicrobiennes. Elle sera de plus en plus adhérente aux feuillets pleuraux avec pour conséquence un débridement plus difficile du poumon sous-jacent enserré dans cette coque pleurale.

L'objectif du traitement est de maîtriser rapidement le processus infectieux et d'obtenir une organisation pleurale résiduelle la plus faible possible.

II.5.   Diagnostic

II.5.1.   Signes cliniques

II.5.1.1.   Symptômes d'appel

Les signes généraux les plus fréquents sont : l'hyperthermie, l'asthénie, l'anorexie et la pâleur. Les signes fonctionnels témoignant d'une pleurésie sont peu spécifiques et sont habituellement présents lorsque l'épanchement se constitue rapidement et est de volume important [55, 116]. Certains signes sont évocateurs :

- Dyspnée, tachypnée
- Toux volontiers sèche, quinteuse, majorée aux changements de position
- Douleur thoracique aiguë, le plus souvent unilatérale, majorée par la toux et l'inspiration.

II.5.1.2.   Signes d'examen

A l'examen clinique, on peut noter lors de l'inspection l'immobilité d'un hémithorax ; lors de la percussion une matité, déclive en position assise, d'une base remontant plus ou moins haut selon l'abondance ; à l'auscultation et à la palpation on note une diminution voire une abolition du murmure vésiculaire et des vibrations vocales. Un frottement pleural ou un souffle pleurétique peuvent plus rarement être mis en évidence [116].

II.5.1.3.   Signes de mauvaise tolérance

Ce sont le déplacement des bruits du cœur témoin d'un épanchement volumineux compressif, la majoration de la tachypnée, la cyanose ou des troubles hémodynamiques.

II.5.2.   Radiographie pulmonaire

Le diagnostic de pleuropneumopathie repose sur l'analyse de la radiographie thoracique, notamment lorsque la clinique est trompeuse. Elle permet également l'appréciation des éléments de gravité. Par contre, l'absence de corrélation entre l'aspect radiologique et l'agent causal est bien établie [86].

Ses limites, outre une réalisation technique correcte, sont liées à l'interprétation du cliché. Cherian et al. ont montré que l'interprétation peut être biaisée. En effet, elle s'avère variable en fonction de la personne interprétant la radiographie (clinicien ou radiologue), chez une même personne d'un jour à l'autre et dépend des données cliniques [34].

Du point de vue technique le cliché est réalisé de face et de profil, en position debout et en décubitus latéral du coté de l'épanchement si celui-ci est peu abondant.

On peut visualiser sur la radiographie de thorax des épanchements d'abondance variable:

- **les épanchements minimes** sont objectivés par un comblement du cul-de-sac costodiaphragmatique.

- lorsque **l'épanchement est de moyenne abondance,** on visualise une opacité homogène, non systématisée, de la partie inférieure du poumon ; un effacement de la coupole diaphragmatique, du cul-de-sac pleural et des bords du cœur ; une limite supérieure de l'opacité floue, concave en haut et en dedans (ligne de Damoiseau) .

- lorsque **l'épanchement est abondant**, un hémithorax est opaque avec déviation du médiastin du coté opposé et élargissement des espaces intercostaux.

La radiographie permet également de visualiser le foyer de pneumopathie parfois masqué par l'épanchement, des pneumatocèles, un hydropneumothorax [101].

II.5.3.   Echographie pleurale

L'échographie complète les données de la radiographie de thorax, elle confirme un diagnostic hésitant, précise l'importance de l'épanchement dans les formes modérées, apprécie l'épaississement de la plèvre, recherche un cloisonnement et permet de choisir un point de ponction ou de guider le drainage [21].

Les exsudats étant anéchogènes, la mise en évidence de travées finement échogènes traduit la présence de fibrine et le caractère très échogène de l'épanchement évoque sa nature purulente.

Il existe une corrélation significative entre la présence de cloisons intrapleurales et la nécessité d'un recours au traitement fibrinolytique ou à une intervention chirurgicale [32].

Bien que cet examen soit opérateur dépendant et nécessite une certaine expérience pour son interprétation, elle reste, pour certains auteurs, l'examen de référence qui assure la surveillance de l'épanchement et sur lequel reposent les décisions thérapeutiques [32, 70, 96].

II.5.4.   Tomodensitométrie thoracique

En raison de l'exposition aux radiations et du risque de la sédation nécessaire chez certains enfants, la tomodensitométrie n'est pas systématique.

Elle est indiquée en cas d'évolution traînante, d'échec de la ponction ou du drainage, notamment pour décider de modifications thérapeutiques après plusieurs jours d'évolution. Elle permet aussi, d'apprécier l'épaississement pleural et l'épanchement persistant dans son ensemble, de visualiser l'extrémité d'un drain et d'évaluer l'état du parenchyme sous jacent et des lésions associées (atélectasie, abcès, fistule bronchopleurale) [21]. Mais elle ne permet pas de distinguer un épanchement parapneumonique simple d'un empyème ni de reconnaître les enfants qui requièrent une intervention chirurgicale [41].

II.5.5.   Ponction et analyse du liquide pleural

La ponction pleurale exploratrice, de préférence avant toute antibiothérapie, est une étape décisive pour déterminer le stade de l'infection, isoler l'agent pathogène et décider du traitement le plus approprié.

Elle peut nécessiter, chez les enfants les plus jeunes, une petite sédation permettant de la réaliser dans de meilleures conditions.

Cette ponction est actuellement encore insuffisamment réalisée, alors qu'il s'agit d'un geste technique relativement simple qui peut être réalisé, après repérage échographique, sans danger au lit de l'enfant. Elle peut permettre de déterminer l'étiologie de l'exsudat après l'identification des données macroscopiques, cytologiques, biochimiques et bactériologiques de l'épanchement.

II.5.5.1.   Analyse biochimique et cytologique

Les critères de Light, très sensibles (98%) mais peu spécifiques (83%) pour différencier un transsudat d'un exsudat, sont basés sur le taux pleural de protéines, le rapport protéines pleurales/protéines sériques, le taux pleural de lactate déshydrogénase (LDH), le rapport LDH pleurales / LDH sériques. Ils sont complétés, pour déterminer le stade évolutif d'un empyème, par le nombre de leucocytes et la prédominance de polynucléaires neutrophiles, le taux de glucose et la détermination du pH [73, 74, 75].

L'augmentation des protéines et des cellules dans le liquide pleural traduit l'augmentation de la perméabilité capillaire induite par l'inflammation.

Dans les empyèmes, on note un nombre élevé de leucocytes avec un pourcentage de polynucléaires neutrophiles supérieur à 90%.

La baisse du pH est liée à l'augmentation de la production locale d'ions H+ par les bactéries et les polynucléaires, associée à un défaut d'élimination.

Celle du taux de glucose est la conséquence de l'augmentation de sa consommation locale par les bactéries et les polynucléaires et de la diminution de son transport intrapleural.

Les valeurs biologiques associées à chaque stade sont, d'après Lewis et al, décrites dans le tableau I qui est adapté de la classification de Light [73, 74, 75].

Tableau I : Caractéristiques cytologiques et biochimiques des épanchements pleuraux.

Caractéristiques de l'épanchement	Transsudat	Stade exsudatif	Stade fibrinopurulent	Stade organisé
Aspect	transparent	citrin	purulent	purulent
Leucocytes /mm^3	< 1000	> 1000	> 10000	> 50000
Polynucléaires neutrophiles (%)	50	> 90	> 95	> 95
Protides (g/L)	< 30	> 30	> 30	> 30
Rapport protéines pleurales / sériques	< 0,5	> 0,5	> 0,5	> 0,5
Lactate déshydrogénase (UI/L)	< 200	> 200	> 200	> 1000
Rapport LDH sériques / pleurales	< 0,6	> 0,6	> 0,6	> 0,6
Glucose (mmol/L)	> 3,3	< 3,3	< 3,3	<2,2
pH	> 7,40	7,30-7,40	7,20-7,30	< 7,20

II.5.5.2.   Microbiologie

L'identification des germes est précieuse pour adapter l'antibiothérapie et la prise en charge ultérieure. Elle fait appel à l'examen direct, aux cultures sur milieu aérobie, anaérobie et à la recherche d'antigènes solubles.

L'analyse du liquide pleural est l'examen bactériologique dont la sensibilité et la spécificité sont les plus importantes [6]. Elle est toutefois systématiquement complétée par des hémocultures, la recherche de *Mycoplasma pneumoniae* par amplification génique (PCR), une intradermoréaction à la tuberculine et des recherches virales.

Les recherches bactériologiques doivent être réalisées avant toute antibiothérapie, un traitement antibiotique préalable diminuant de plus de 50% les chances d'isoler une bactérie.

Les germes les plus fréquemment retrouvés sont *Streptococcus pneumoniae, Streptococcus pyogenes, Staphylococcus aureus, Mycoplasma pneumoniae et Haemophilus influenzae.*

II.6. Les différentes modalités thérapeutiques

La prise en charge thérapeutique a pour objectifs de traiter l'infection, d'évacuer l'épanchement, de restaurer une mobilité normale du thorax et du diaphragme, d'éviter les complications et les récidives, enfin de retrouver une fonction respiratoire normale [73].

II.6.1. Antibiothérapie

Dans tous les cas d'épanchements pleuraux parapneumoniques l'antibiothérapie est systématique et sa prompte initiation est essentielle.

Dans un premier temps, elle est probabiliste selon le contexte clinique, dirigée contre le pneumocoque de sensibilité diminuée à la pénicilline puis adaptée aux germes identifiés en culture.

II.6.2. Evacuation de l'épanchement

II.6.2.1. Ponctions pleurales évacuatrices itératives

Hormis dans les cas d'épanchement très abondant responsable d'un déplacement médiastinal, la réalisation de ponctions répétées peut permettre une évacuation suffisante de l'épanchement, évitant ainsi le recours à la pose d'un drain thoracique.

Elles sont pratiquées, avec une asepsie rigoureuse, sous anesthésie locale (pommade Emla et Xylocaïne à 1%) avec un trocart et un mandrin adaptés, soit en pleine matité en cas d'épanchement de moyenne ou de grande abondance, soit guidées par l'échographie pleurale lorsque l'épanchement est peu abondant. Il faut piquer au ras du bord supérieur de la côte inférieure de l'espace intercostal choisi pour éviter une lésion du pédicule vasculo-nerveux intercostal [8].

II.6.2.2. Drainage thoracique classique

Le drain thoracique est la méthode la plus utilisée. Il doit être posé précocement et être classiquement d'un calibre le plus gros possible pour ne pas s'obstruer, l'utilisation d'un matériel trop petit se soldant systématiquement par un échec.

Pour des conditions d'asepsie et de disponibilité d'imagerie, la réalisation est idéalement faite en salle de radiologie ou au bloc opératoire et pour certaines équipes par thoracoscopie sous contrôle de la vue pour minimiser le risque de complications [70].

Le premier temps du drainage est la ponction pleurale. Elle permet de repérer l'épanchement et d'infiltrer l'espace intercostal par un anesthésique.

Dans les épanchements généralisés (dits « libres » dans la grande cavité), le drain est habituellement placé, par un opérateur entraîné, sur la ligne axillaire moyenne antérieure, dans l'espace sus-mammelonnaire, perpendiculairement à la paroi, après incision de la peau, sous anesthésie locale avec sédation ou sous anesthésie générale (chez le jeune enfant ou lorsqu'on envisage la pose de plusieurs drains ou d'une voie veineuse centrale).

Dans les épanchements localisés ou cloisonnés, l'abord doit être direct et le lieu de la ponction préalablement repéré par le scanner ou l'échographie.

L'extrémité du drain est idéalement située dans la poche liquidienne ou dans la région postéro-basale en cas d'épanchement mobile. Tous les œillets du drain doivent être intrapleuraux, le mandrin est enlevé jusqu'à mi-course, le drain est immédiatement clampé puis il est raccordé à son système antireflux, fixé à la peau puis déclampé. Lorsque le drain est en place, le liquide pleural s'évacue spontanément et l'aspiration doit être faible (entre -10 et -20 cm H2O).

La perméabilité du drain doit être entretenue, vérifiée, et le volume de l'épanchement doit être noté quotidiennement. Il ne doit pas rester en place plus de 5 à 8 jours, nécessitant parfois la pose de plusieurs drains.

Il est retiré définitivement, de façon aseptique, lorsque l'épanchement est évacué, quand le poumon est revenu à la paroi avec épreuve de clampage de 24-48 heures et contrôle radiologique.

Des complications à type de perforation pulmonaire, surinfection du site de ponction ou de la plèvre, emphysème sous-cutané et écoulement autour du drain sont rares [8, 22, 98].

II.6.2.3.   Drainage thoracique avec petits drains percutanés souples

Les drains le plus souvent utilisés ont la forme d'une « queue de cochon », ils sont de petite taille et sont de ce fait bien tolérés.

Ils sont placés sous contrôle radiologique (échographie ou tomodensitométrie) permettant d'assurer leur position à l'intérieur des poches délimitées par les cloisonnements et non au sein de la fibrine constituant les cloisons.

Le « pigtail catheter » est théoriquement atraumatique, se moulant naturellement à l'anatomie pleurale. Par sa grande souplesse, il est parfaitement adapté au drainage des collections limitées et permet des irrigations-lavages de réalisation simple.

Il est possible de mettre plusieurs drains quand existent plusieurs poches, ce qu'il ne faut pas hésiter à faire pour que la méthode soit efficace [98].

L'utilisation de drains thoraciques qu'ils soient chirurgicaux ou de type « queue de cochon » permet un drainage continu et l'administration d'une thérapeutique locale : antibiotique, sérum salé ou fibrinolytique.

II.6.3.   Définition des molécules fibrinolytiques

L'idée d'utiliser localement des produits fibrinolytiques pour diminuer la viscosité du liquide pleural, faciliter son drainage, et éventuellement surseoir à la chirurgie, fut mise en pratique pour la première fois en 1949 par Tillett et Sherry avec une association de streptokinase et de streptodornase. Elle a été réactualisée avec l'apparition de produits mieux tolérés comme l'urokinase utilisée dès 1987 chez l'adulte et dès 1993 chez l'enfant [49, 122].

Leur administration intrapleurale s'accompagne d'une augmentation du drainage pleural, d'une moindre adhésion pleurale, d'une diminution des plaques fibrino-purulentes et du cloisonnement.

II.6.3.1.   La streptokinase

La streptokinase est une endotoxine streptococcique non enzymatique qui active le plasminogène en s'y combinant. Le complexe ainsi formé a une activité protéase qui va cliver une deuxième molécule de plasminogène et générer la production de plasmine, protéine trypsine-like qui va hydrolyser la fibrine entraînant ainsi une lyse des caillots fibrineux.

La dose habituelle instillée est 250000 UI/j pendant 3-5 jours [19].

Les effets secondaires principaux de la streptokinase sont la fièvre, le risque anaphylactique théorique, la majoration de la douleur pleurale et parfois une majoration transitoire de l'hypoxie. Il n'y a pas d'effet systémique sur la coagulation [18, 39].

II.6.3.2. L'urokinase

L'urokinase, initialement isolée à partir de l'urine humaine et actuellement synthétisée à partir de cellule embryonnaire de rein humain, agit sur le système endogène de la fibrinolyse en convertissant directement le plasminogène en plasmine qui dégrade les caillots de fibrine.

Contrairement à la streptokinase, l'efficacité de l'urokinase n'est pas diminuée par la production d'anticorps.

La posologie habituelle de l'urokinase est d'une injection de 3000 UI/kg diluée à 1000 UI dans 1mL de sérum physiologique soit 25000 à 100000 UI/jour pendant trois à cinq jours, avec un clampage de trois heures en moyenne après chaque instillation [51].

Les effets secondaires de l'instillation intrapleurale de l'urokinase (hémorragies, inconfort, douleur localisée) sont rares et sans gravité (10-15% des cas selon les études) [122].

Seulement deux effets sérieux ont été rapportés dans la littérature : un cas de fibrillation ventriculaire et un cas d'hémothorax gravissime d'évolution favorable [1, 16].

II.6.3.3. L'altéplase (tPA)

L'altéplase (activateur tissulaire du plasminogène recombiné d'origine humaine ou tPA) est un thrombolytique dont l'action transforme le plasminogène inactif en plasmine active qui détruit la fibrine et les caillots qui en contiennent. Il n'est pas immunogène pour l'homme, il a une forte affinité pour la fibrine et entraîne donc une moindre fibrinogénolyse systémique mais son coût est élevé et il est rarement utilisé. La posologie habituelle de l'alteplase est de 0,1 mg/kg avec une dose maximum de 6 mg par injection [13, 85, 121, 122].

.

II.6.4.   Thoracoscopie vidéoassistée (TVA)

La thoracoscopie est une intervention percutanée, réalisée sous anésthésie générale, chez un patient en décubitus latéral sur son côté sain, dans des conditions chirurgicales, avec un équipement vidéo garantissant une plus grande commodité des gestes et de meilleures conditions de sécurité et d'asepsie. Elle permet une exploration diagnostique et thérapeutique de la cavité pleurale après induction d'un pneumothorax artificiel, maintenu tout au long de l'intervention. Deux trocarts et un thoracoscope rigide sont placés dans la cavité pleurale, la porte d'entrée se situant de préférence entre les troisième et septième espaces intercostaux.

La thoracoscopie permet sous contrôle de la vue d'aspirer l'épanchement, d'effondrer les cloisons fibrineuses, de libérer les adhérences fibreuses, de laver la cavité pleurale avec du sérum physiologique et de réaliser au besoin une décortication pleurale après conversion en thoracotomie, si le poumon est engainé par des adhérences pleurales importantes.

Les deux trocarts sont ensuite retirés et on profite des orifices pour insérer deux drains thoraciques [47].

L'intervention dure en moyenne une à deux heures pendant laquelle on peut pratiquer une ventilation sur un seul poumon [83].

II.6.5.   Thoracotomie

Longtemps, la chirurgie de l'empyème a été dominée par la thoracotomie, réalisée par voie postérolatérale, pour décortication pleurale. Elle consiste à laver la cavité, effondrer les cloisons, libérer les adhérences de la plèvre pariétale pour permettre une réexpansion du poumon (la plèvre viscérale étant respectée pour limiter la survenue de lésions parenchymateuses ou d'hémorragies), puis à mettre en place un drain thoracique sous contrôle de la vue.

Dans la phase d'organisation de l'empyème, le poumon est pathologique, très fragile, il existe des cloisons hémorragiques et solides, le geste est donc long et de nombreuses complications peuvent alors survenir.

Si le geste est réalisé dans le premier mois, les adhérences sont moindres et les complications plus rares.

A un stade plus précoce, fibrino-purulent, on peut ainsi pratiquer une minithoracotomie qui consiste en incision courte de cinq centimètres, sans sectionner les plans musculaires, en regard de l'empyème. Le pus est alors évacué, la cavité est nettoyée et les adhésions sont rompues avec le doigt [46].

II.6.6.   Corticothérapie

La corticothérapie est parfois utilisée ; elle permet d'accélérer la résorption de l'épanchement, de diminuer les phénomènes inflammatoires et la réaction fibreuse.

Elle peut être particulièrement utile lors du stade organisé de l'empyème.

Elle est prescrite, lorsque l'infection est contrôlée, à la posologie de 2 mg/kg /jour pendant 15 jours, puis la diminution est progressive sur six semaines.

II.6.7.   Kinésithérapie respiratoire

La kinésithérapie respiratoire est indispensable et systématique. Permettant une réexpansion plus rapide du poumon, elle est utilisée précocement et de manière prolongée jusqu'au retour à une fonction respiratoire normale.

II.7.   Complications et séquelles

Les complications éventuelles d'un empyème sont la pachypleurite, les abcès pulmonaires, les fistules bronchopleurales, les pneumatocèles compressifs, les pyopneumothorax.

Les complications de type pneumothorax, perforation pulmonaire, surinfection du site de ponction ou de la plèvre, emphysème sous-cutané, écoulement de liquide autour du drain sont rares mais possibles lors de la pose d'un drain thoracique.

Les complications secondaires à un geste chirurgical sont observées dans 10% des cas et sont d'autant plus fréquentes que sa réalisation est tardive : débridement hémorragique, pneumothorax ou fistule bronchopleurale.

Les séquelles à long terme sont rares.

III. Deuxième partie : enquête rétrospective sur la prise en charge des épanchements pleuraux parapneumoniques en réanimation pédiatrique entre 2000 et 2005.

III.1. Buts de l'étude

Objectif primaire : comparer les différentes modalités d'évacuation des épanchements pleuraux parapneumoniques, afin d'actualiser leur prise en charge en réanimation pédiatrique.

Objectifs secondaires : description des caractéristiques cliniques, radiologiques et évolutives des enfants atteints d'une pleuropneumopathie sévère, et analyse des éventuelles séquelles à long terme en fonction de la prise en charge initiale et de l'identification ou non d'un pneumocoque.

III.2. Matériels et méthodes

III.2.1. Population

Critères d'inclusion : tous les enfants âgés entre un mois et 16 ans au moment du diagnostic, ayant présenté un épanchement pleural consécutif à une pneumopathie et ayant été hospitalisés dans ce cadre en réanimation pédiatrique du CHU de Caen entre le premier janvier 2000 et le premier juillet 2005.

Critères d'exclusion : les causes non infectieuses d'épanchement pleural n'ont pas été prises en compte.

III.2.2.   Recueil

Le recueil des données a été fait par la consultation des dossiers de l'unité de réanimation infantile du CHU de Caen et des différents services de pédiatrie générale de Basse-Normandie qui ont accueilli les enfants avant et après leur séjour en réanimation.

Chaque famille a reçu une première convocation écrite en décembre 2004 suivie d'un rappel téléphonique pour les non répondeurs

Les enfants ont été revus pour une évaluation à la fois clinique, radiologique et de la fonction respiratoire.

Pour les non répondeurs, ces données ont été collectées auprès de leur médecin traitant et des services d'hospitalisation qui en avaient la charge.

III.2.3.   Données collectées

Pour chaque enfant inclus dans l'étude, plusieurs paramètres ont été enregistrés :

- la date de naissance, l'âge, le sexe
- les antécédents respiratoires
- les infections virales précédant le diagnostic
- les premiers symptômes
- les traitements reçus à domicile
- le lieu de l'hospitalisation initiale, la durée et les soins prodigués
- l'état clinique lors de l'admission en réanimation (poids, température, fréquence respiratoire, fréquence cardiaque, pression artérielle, symptômes et signes de l'examen pulmonaire et général)

- le score de PRISM (score de gravité à l'arrivée en réanimation pédiatrique, basé sur des critères cliniques et biologiques permettant de prédire un taux de mortalité)

- l'interprétation de la radiographie pulmonaire, de l'échographie pleurale et de la tomodensitométrie thoracique

- les données cytologiques, biochimiques et bactériologiques de la ponction pleurale

- les modalités de l'antibiothérapie

- la méthode et la durée de drainage, l'utilisation de fibrinolytiques

- le recours à un geste chirurgical

- la durée d'hospitalisation en réanimation et la durée d'hospitalisation totale

- la durée de l'hyperthermie et de l'oxygénodépendance

- l'interprétation des images radiologiques de suivi, dont la lecture a été faite par des cabinets de radiologie indépendants du service.

- les données des EFR réalisées à distance, dont l'interprétation a été faite par le laboratoire d'explorations fonctionnelles du CHU de Caen.

III.2.4.   Définition des groupes d'enfants

L'analyse descriptive inclut les données de chaque enfant de la population.

Pour comparer les pleuro-pneumopathies à pneumocoque et les pleurésies sans bactérie identifiée, les enfants ont été classés en deux groupes :

Le **groupe A** réunissait les enfants chez lesquels un *Streptococcus pneumoniae* était identifié en culture dans le liquide pleural ou dans le sang.

Le **groupe B** regroupait les enfants pour lesquels aucune bactérie n'était identifiée.

Les enfants chez lesquels une autre bactérie a été identifiée, ont été exclus de cette analyse, en raison de leur trop faible nombre.

Ils ont également été répartis en trois autres groupes I, II, III, suivant la technique d'évacuation de l'épanchement proposée :

Le **groupe I** rassemblait les enfants pour lesquels l'évacuation de l'épanchement s'était fait par ponctions pleurales répétées.

Le **groupe II** rassemblait les enfants qui avaient bénéficié de la pose d'un drain thoracique souple « en queue de cochon » (set de drainage ponction directe SKATER®, French 8, Biosphère médicale, Roissy, France) associé à l'instillation d'urokinase®.

Le **groupe III** regroupait les enfants qui ont bénéficié d'une thoracoscopie vidéo-assistée.

Les enfants qui ont eu un autre mode de prise en charge (absence d'évacuation ou drainage classique) ont été exclus de cette analyse, en raison des effectifs beaucoup trop faibles.

III.2.5.   Variables utilisées et méthodes d'analyse

Les résultats ont été exprimés sous forme de valeurs moyennes et médianes pour les variables quantitatives et sous forme de pourcentage pour les variables qualitatives.

Les valeurs moyennes des constances cliniques des enfants ont été rapportées aux valeurs moyennes des abaques utilisées en réanimation pédiatriques.

L'analyse des données a été réalisée à partir des logiciels Excel XP® et SPSS 12.0®.

La comparaison des valeurs moyennes a fait appel au test non paramétrique de Kruskal-Wallis et celui de Mann-Withney en raison des effectifs réduits.

La comparaison des pourcentages a été réalisée par le test exact de Fischer pour effectifs faibles.

Une différence était dite significative si $p < 0,05$.

III.3.   **Résultats**

III.3.1.   Analyse descriptive de la population étudiée

III.3.1.1.   Caractéristiques épidémiologiques

Tableau II: Caractéristiques de la population avant hospitalisation.

Nombres d'enfants		25
Age moyen (mois)		61,2 [6-181]
Age médian (mois)		43
Sexe	masculin	13 (52%)
	féminin	12 (48%)
Antécédents respiratoires		7 (28%)
Infection virale récente		8 (32%)
Traitement préalable	antibiotique	4 (16%)
	AINS	4 (16%)
Délai entre l'apparition des symptômes	moyen	4,1 [1-11]
et l'hospitalisation (jours)	médian	4

Les extrêmes sont exprimés entre crochets [ ]

Le sex-ratio masculin/féminin est de 1,04.

Sept enfants présentaient des antécédents respiratoires suivants :

-   plusieurs épisodes de bronchite (n=3)

-   Une bronchiolite au moins (n=2)

-   Une pneumopathie et un asthme léger (n=1)

- Une maladie des membranes hyalines à la naissance dans un contexte de prématurité à 29 semaines d'aménorrhée (n=1).

Une infection virale, survenant en moyenne 10 jours avant la pleuropneumopathie, était identifiée dans seulement 3 cas sur 8, dont un cas de grippe A, un cas de varicelle et un cas de varicelle suivie d'une grippe A.

La prise d'antibiotique préalable reposait dans 75% des cas sur un traitement par amoxicilline, dont la posologie était insuffisante (<100 mg/kg/j) dans deux tiers des cas.

L'ibuprofène représentait l'unique AINS administré avant le séjour.

La répartition saisonnière des pleuropneumopathies est représentée sur le graphique n° 1.

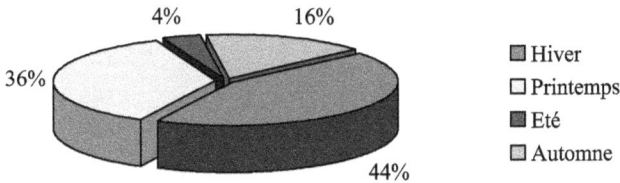

Graphique 1: Répartition saisonnière des pleuropneumopathies.

Le nombre moyen d'EPP était de 4,5 par an, avec une répartition annuelle détaillée dans le tableau suivant.

Tableau III: Répartition du nombre de pleuropneumopathies par année.

Année	2000	2001	2002	2003	2004	2005
Nombre de cas	3	4	2	9	4	3

III.3.1.2. Les premiers symptômes

Le graphique 2 représente le nombre de patients atteint d'un ou de plusieurs symptômes révélant une pleuropneumonie.

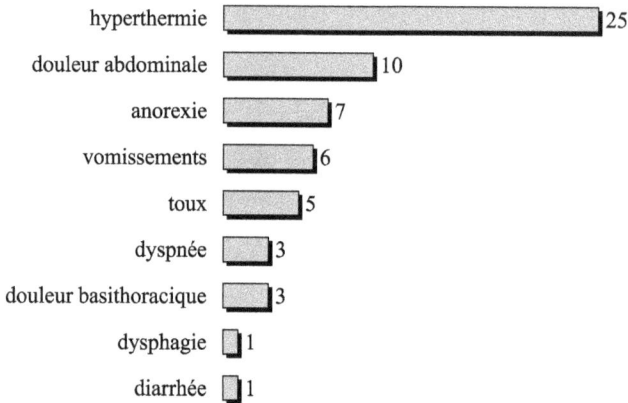

Graphique 2 : les symptômes révélant l'atteinte pleuropulmonaire.

L'hyperthermie était systématiquement présente, avec une moyenne de 39,6°C.

Les symptômes digestifs étaient présents dans 60% des cas avec par ordre décroissant de fréquence : l'anorexie (28%), les vomissements (24%), la dysphagie (4%) et la diarrhée (4%).

Un syndrome douloureux était révélateur chez 52% des patients : une douleur abdominale était retrouvée dans 40% des cas et une douleur basi-thoracique dans 12% des cas.

- 36 -

Enfin, les symptômes respiratoires étaient présents en début de pleuropneumopathie chez

32% des patients: une toux survenait chez 20% des enfants et une dyspnée chez 12% d'entre eux.

III.3.1.3. Les caractéristiques de l'hospitalisation initiale

Les conditions d'hospitalisation et le traitement entrepris avant l'admission en réanimation sont

représentés dans le tableau 4.

Tableau IV: Caractéristiques de l'hospitalisation précédent l'admission en réanimation.

Nombre d'enfants hospitalisés en pédiatrie générale ou en chirurgie infantile		21 (84%)
Durée moyenne de l'hospitalisation (jours)		5 [1-13]
Délai moyen entre les premiers symptômes et l'hospitalisation en réanimation (jours)		7,9 [2-15]
Antibiothérapie intraveineuse	Monothérapie	5 (23,8%)
	Bithérapie	11 (52,4%)
	Trithérapie	5 (23,8%)
Réalisation d'une ponction pleurale exploratrice		14 (66,7%)

[Valeurs extrêmes], (pourcentage)

Tous les enfants ont systématiquement reçu une antibiothérapie intraveineuse pendant

l'hospitalisation précédent l'admission en réanimation.

L'antibiotique le plus fréquemment utilisé était une céphalosporine de troisième génération (13

fois soit 52%): une fois en monothérapie, sept fois en bithérapie et cinq fois en trithérapie le plus

souvent associée à la fosfomycine (utilisée dans quatre cas) ou à un aminoside.

L'amoxicilline était administrée dans quatre cas dont trois fois en monothérapie. L'amoxicilline associée à l'acide clavulanique était également utilisée à quatre reprises dont une fois seule et trois fois en bithérapie.

Les aminosides ont été utilisés dans huit cas au total, toujours en association (l'amikacine dans six cas et gentamicine dans deux cas).

La vancomycine est utilisée une seule fois, en bithérapie.

Le métronidazole était, quant à lui, utilisé à trois reprises, exclusivement en trithérapie.

Parmi les 25 enfants de l'étude, seulement quatre (16%) ont été directement hospitalisés en réanimation pédiatrique, les autres sont transférés à partir d'un autre service (cf graphique 3).

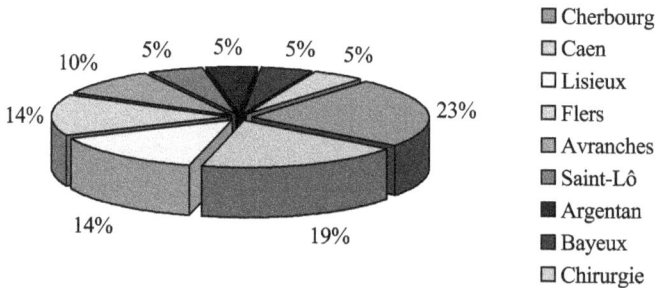

Graphique 3: Provenance des enfants hospitalisés avant l'admission en réanimation.

III.3.1.4. Les motifs d'hospitalisation en réanimation

Tableau V: Les motifs de transfert en réanimation.

	Nombre d'enfants	Pourcentage
Pneumopathie avec oxygénodépendance	1	4%
Pneumopathie avec épanchement pleural	9	36%
Pneumopathie avec épanchement pleural et atélectasie	3	12%
Pneumopathie avec épanchement pleural et oxygénodépendance	9	36%
Pleuropneumopathie sous ventilation mécanique	1	4%
Pneumopathie avec choc hypovolémique	1	4%
Suspicion d'embolie pulmonaire	1	4%
Total	25	100%

III.3.1.5. Etat clinique à l'admission

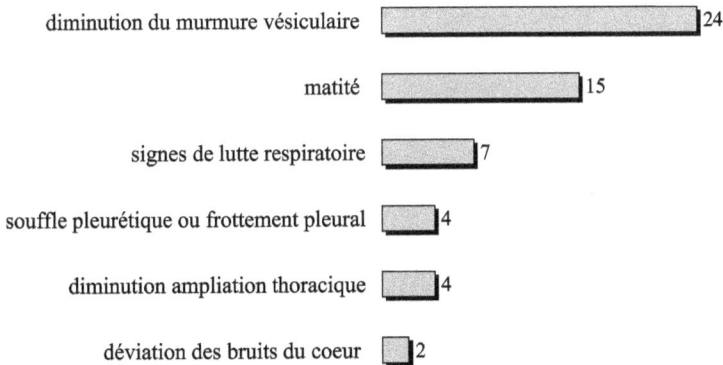

diminution du murmure vésiculaire — 24
matité — 15
signes de lutte respiratoire — 7
souffle pleurétique ou frottement pleural — 4
diminution ampliation thoracique — 4
déviation des bruits du coeur — 2

Graphique 4 : Signes de l'examen pulmonaire à l'admission.

- 39 -

Tableau VI: Valeurs moyennes des constantes cliniques en fonction de l'âge.

Age	< 2 ans	2 ans – 4 ans		4 ans – 8 ans		12 ans – 16 ans		Total	
Nombre	7	8		6		4		25	
Poids (kg)	11	15,3		23,4		53,5		22,2	
Température (°C)	38	37,6		37,8		37,9		37,8	
Fréquence respiratoire (/min)	43,9	43,6		37,5		33,3		40,6	
Fréquence cardiaque (/min)	149,9	134,3		126,3		91,8		129,9	
PA systolique (mmHg)	97,8	104,7		102,4		108,3		103,5	
PA moyenne (mmHg)	80,5	84,8		79,8		83,3		82	
Saturation transcutanée (%)	97,1	96,9		98,7		98,3		97,6	
Besoins en O2 (nb et débit)	4 | 3,5L	3	1,5L	6	2,2L	4	3L	16	2,5L
Score de PRISM	2,5	2,6		3,3		1,9		2,76	

Pour le besoin en oxygène pour lequel la colonne de gauche indique le nombre d'enfants concernés et la colonne de droite le débit moyen en L/min.

Une polypnée était notée dans 92% des cas, une tachycardie était relevée dans 24% des cas, une hypertension artérielle dans 8% et une hypotension artérielle dans un cas soit 4%.

Par ailleurs, lors de l'examen clinique réalisé à l'admission, les deux signes les plus fréquemment retrouvés étaient la diminution du murmure vésiculaire dans 96% et la matité dans 60% des cas.

III.3.1.6. La radiographie pulmonaire

L'épanchement pleural était constant sur la radiographie pulmonaire réalisée à l'admission en réanimation pédiatrique.

Il était abondant dans 11 cas (44%) avec une déviation du médiastin dans 5 cas (20%), il était de moyenne abondance dans 11 cas et minime dans trois cas (12%).

Chez 96% des enfants, l'épanchement était unilatéral et plus souvent droit (60%) que gauche (36%). Un foyer radiologique était présent chez 96% d'entre eux.

III.3.1.7. L'échographie pleurale

Une échographie pleurale a été réalisée dans 72% des cas après un délai moyen de 35 heures suivant la date du diagnostic.

Un épanchement pleural était systématiquement observé, avec une épaisseur supérieure à 10 mm dans 83,3% des échographies (ou 60% des enfants) ; il existait un cloisonnement sur 44,4% des examens (ou 32% des enfants).

III.3.1.8. La tomodensitométrie thoracique

Un scanner thoracique a été réalisé chez 72% des enfants, en moyenne 4,9 jours après le diagnostic de pleurésie, et a permis de déceler une atélectasie sur 38,9% des clichés.

III.3.1.9. La ponction pleurale exploratrice

Une ponction pleurale a été réalisée dans 92% (52% avant l'admission en réanimation et 40% dans le service).

Le délai moyen entre le diagnostic et la réalisation du geste était d'un jour. Le délai moyen par rapport aux premiers symptômes était de 6,5 jours.

L'aspect du liquide pleural était purulent dans 47,8% des ponctions, citrin dans 43,5% et séro-hématique dans 8,7% des prélèvements.

Le nombre de cellules était supérieur à 10000 dans 52,2% des ponctions et le taux moyen de polynucléaires neutrophiles était de 86,4%.

Lors de l'examen direct, un cocci Gram positif était mis en évidence dans 52,2% des prélèvements.

Une bactérie a été isolée en culture dans 47,8% des prélèvements : neuf pneumocoques (39,1%) dont deux pneumocoques de sensibilité diminuée à la pénicilline (22% des pleuropneumopathies à *Streptococcus pneumoniae* et 8% du total des enfants) et deux streptocoques du groupe A (8,7%).

Sur l'ensemble des enfants présentant un épanchement pleural parapneumonique, on trouvait 36% de pneumocoques et 8% de streptocoques A.

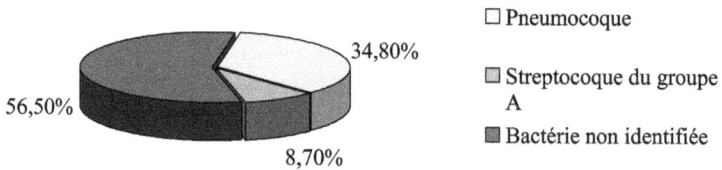

Graphique 5: Mise en évidence d'une bactérie dans le liquide pleural.

Les caractéristiques biochimiques du liquide pleural ont été résumées dans le tableau VII. Les taux de protides et de LDH ont été récupérés dans plus de trois quarts des cas, par contre le pH et la glycopleurie dans seulement un tiers des cas.

Tableau VII: Analyse biochimique du liquide pleural.

Caractéristiques biochimiques	Moyenne
Protides (g/L) (n = 17)	47 [38-56]
Rapport protéines pleurales / sériques	0,7 [0,6-0,9]
Lactate déshydrogénase (UI/L) (n = 10)	12989 [328-25247]
Rapport LDH sériques / pleurales	34,7 [2-70]
Glucose (mmol/L) (n = 5)	1,1 [0,6-1,1]
pH (n = 5)	7,7 [7,2-8,0]

[Valeurs extrêmes]

III.3.1.10. Les paramètres biologiques plasmatiques

La valeur moyenne de la CRP était de 206,8 mg/L (médiane = 180) lors de l'admission en réanimation et sa valeur moyenne maximale était de 315,8 mg/L avec une médiane à 320 mg/L.

La moyenne et la médiane du nombre de leucocytes à l'admission étaient respectivement de 20,33 G/L et 20,76 G/L avec un cas de leucopénie à 3,63 G/L.

Les valeurs moyennes et médianes maximales étaient 23,81 G/L et 22,95 G/L.

L'hémoculture était positive dans 12% des cas, et à chaque fois un *Streptococcus pneumoniae* était identifié.

Une aspiration nasale était pratiquée chez 60% des enfants. Elle était négative dans 73,3%, un *Mycoplasma pneumoniae* était isolé dans 13,3% et un virus Influenzae A dans 13,3%.

Au total, parmi les pleuropneumopathies documentées, on trouvait un pneumocoque dans 69,2% des cas, un streptocoque du groupe A dans 15,4% et un mycoplasme dans 15,4% des cas.

Tableau VIII: Sites d'isolement des bactéries.

	Pneumocoque	Streptocoque A	Mycoplasme	Total (%)
Culture du liquide pleural	8	2		10/23 (43,5)
Hémoculture	3			3/25 (12)
PCR et sérologie mycoplasme			2	2/15 (13,3)
Bactéries identifiées	9	2	2	13/25 (52)

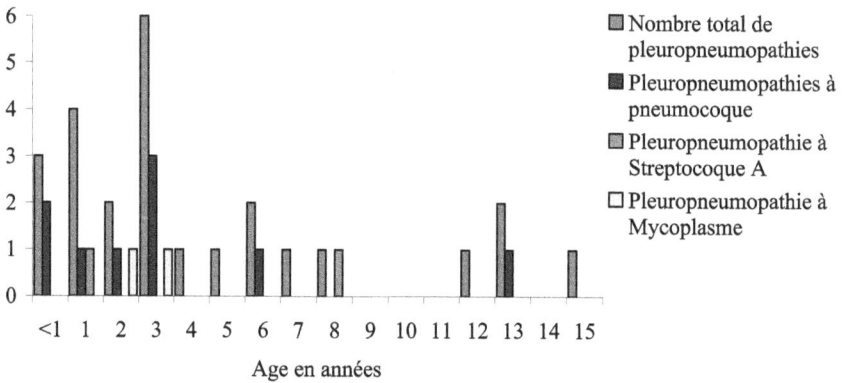

Graphique 6: Distribution des pleuropneumopathies selon l'âge et l'agent causal.

III.3.1.11. Traitement

III.3.1.11.1. Antibiotique utilisé en réanimation

L'antibiothérapie intraveineuse initiée lors de l'hospitalisation en pédiatrie a été modifiée en réanimation dans 61,9% des cas.

Une bi-antibiothérapie intraveineuse était prescrite dans 68% associant systématiquement une céphalosporine de troisième génération (céfotaxime dans 60% et ceftriaxone dans 8%) et fosfomycine ou vancomycine. Cette bithérapie intraveineuse a été complétée par un macrolide par voie orale dans 35,3% des cas (24% de l'ensemble).

Une monothérapie intraveineuse a été administrée dans 24% des cas.

Une tri-antibiothérapie par voie intraveineuse a été prescrite dans 8% associant une C3G, un glycopeptide et la fosfomycine ou le métronidazole.

La durée moyenne de l'antibiothérapie intraveineuse était de 15,6 jours, la durée médiane est de 15 jours.

Tableau IX: Antibiotiques utilisés lors de l'hospitalisation en réanimation.

Antibiothérapie en réanimation	Nombre	Pourcentage
Amoxicilline	3	12%
Amoxicilline + acide clavulanique	2	8%
Ceftriaxone	1	4%
Céfotaxime + fosfomycine	**10**	**40%**
Ceftriaxone + fosfomycine	1	4%
Céfotaxime + fosfomycine + roxithromycine	4	16%
Céfotaxime + vancomycine + roxithromycine	1	4%
Ceftriaxone + fosfomycine + roxithromycine	1	4%
Ceftriaxone + téicoplanine + métronidazole	1	4%
Céfotaxime + fosfomycine + vancomycine	1	4%
Total	25	100%

Un antibiotique oral a été systématiquement prescrit en relais pour une durée moyenne de 31 jours et une médiane à 21 jours, les plus utilisés étant la pristinamycine dans 40% des cas, puis l'amoxicilline, seule dans 28% et associée à l'acide clavulanique dans 24% des cas. La rifampicine et la roxithromycine n'ont été prescrites que dans 4% des cas chacune.

La durée moyenne de l'antibiothérapie totale était 46,9 jours et la durée médiane de 41 jours.

III.3.1.11.2.   Mode de drainage

L'évacuation de l'épanchement a été réalisée par ponctions répétées dans 24% des cas.

L'épanchement pleural était drainé dans 64% : un drainage classique était effectué dans 36% et la pose d'un petit drain percutané en « queue de cochon » était réalisée dans 28% des cas.

L'épanchement était abondant chez 56,3% des enfants drainés et de moyenne abondance dans 43,7%. Il était cloisonné dans 31,3% et son aspect était purulent dans 56,3% des cas drainés.

La durée moyenne du drainage était de 8 jours avec une durée médiane de 6 jours.

Le volume moyen de liquide pleural évacué au total était de 653,3 mL.

Une instillation intrapleurale de fibrinolytique a été pratiquée chez huit enfants soit dans 50% des cas drainés, à chaque fois avec de l'urokinase.

La posologie moyenne était de 2000 U/kg et par dose, répétée 2,5 en moyenne.

III.3.1.11.3.   Intervention chirurgicale

Une thoracoscopie vidéo-assistée a été pratiquée dans 32% des cas. Elle a été nécessaire après échec d'un traitement antibiotique associé à un drainage thoracique dans 62,5%, après échec d'une antibiothérapie isolée dans 12,5% et elle a été réalisée en première intention dans 25% des cas.

Le délai moyen entre la date du diagnostic et la réalisation de la thoracoscopie était de 7,9 jours (médiane = 7 jours). Le délai moyen par rapport à l'apparition des premiers symptômes était de 13 jours (médiane = 12 jours).

Seul un enfant a bénéficié d'une thoracotomie tardive (18 jours après une thoracoscopie et 24 jours après le diagnostic), en raison de la persistance d'un épanchement pleural cloisonné, associé à un pneumothorax et à une pachypleurite.

III.3.1.11.4.   Autres traitements entrepris en réanimation

Deux enfants ont nécessité une assistance respiratoire pour un choc hypovolémique et pour un syndrome de détresse respiratoire aigu pour l'autre.

La durée de la ventilation assistée a été de huit jours pour le premier et de 50 jours pour le second, avec réalisation pour ce dernier d'une trachéotomie dans l'intervalle.

Une kinésithérapie respiratoire a été pratiquée de façon quotidienne et systématique.

Au décours de l'hospitalisation, une corticothérapie a été instaurée chez 36% des enfants, débutée à la posologie de 2 mg/kg/j, puis en décroissance progressive, pour une durée totale moyenne de 18,4 jours (médiane = 15 jours).

III.3.1.12. Evolution de l'ensemble des enfants

Tableau X: Paramètres témoins de l'évolution initiale.

	Durée moyenne
Durée d'hospitalisation totale (jours)	23 [12-65]
Durée d'hospitalisation en réanimation (jours)	14,6 [2-62]
Durée de l'hyperthermie (jours)	9,7 [3-28]
Durée de l'oxygénodépendance (jours)	8,1 [0-23]
Durée totale de l'antibiothérapie (jours)	46,9 [24-111]
Durée du drainage (jours)	9,7 [3-26]

Les valeurs extrêmes sont entre crochets

Pendant l'hospitalisation 48% des enfants ont eu une ou plusieurs complications.

Elles étaient dues à la pleuropneumopathie en elle-même, à l'agent causal ou au traitement mis en œuvre.

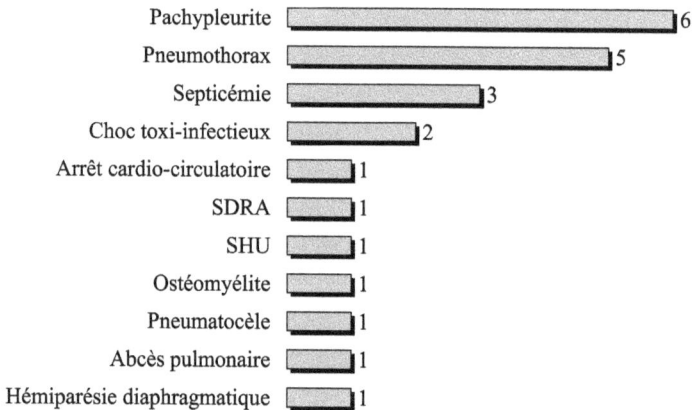

Graphique 7: Nombre et type de complications lors de l'hospitalisation.

Sur les cinq cas de pneumothorax, 80% ont été drainés. L'hémiparésie de la coupole diaphragmatique droite était découverte après une thoracoscopie vidéo-assistée. Trois septicémies et un choc étaient sont survenus chez un enfant atteint d'une pleuropneumopathie à pneumocoque. Le deuxième cas de choc était lié à un streptocoque du groupe A.

Aucun enfant n'est décédé des suites d'un épanchement pleural parapneumonique au cours des six dernières années.

Une surveillance de l'évolution des enfants hospitalisés pour pleuropneumopathie a été systématiquement organisée à un mois (moyenne à 33,5 jours et médiane à 30 jours).

Une radiographie pulmonaire a été réalisée dans 84% des cas et une tomodensitométrie dans 16% des cas.

L'examen d'imagerie n'a décelé aucune anomalie dans 24%, une minime lame d'épanchement pleural dans 40%, une pachypleurite dans 24%, une atélectasie dans 8%, un abcès pulmonaire, une surélévation de la coupole diaphragmatique droite et une image kystique pleurale gauche.

Six mois après l'épisode aigu, l'examen clinique était normal chez 88% des enfants. Seuls deux d'entre eux présentaient l'un une toux fréquente et l'autre une dyspnée d'effort; dans 91% des cas la radiographie pulmonaire était normalisée à six mois. Les anomalies résiduelles observées étaient une distension pulmonaire, la persistance d'un minime épanchement et une pneumatocèle.

Un bilan évolutif a été réalisé en moyenne deux ans après l'hospitalisation chez 14 enfants. L'examen clinique était normal dans 85,7% d'entre eux. Aucune anomalie n'a été décelée sur 93% des radiographies pulmonaires. Les explorations fonctionnelles respiratoires étaient quant à elles normales, hormis un discret syndrome obstructif observé chez 21,5% des enfants, qui avaient tous présenté une pleuropneumopathie à *Streptococcus pneumoniae*.

III.3.2.   Analyse comparative des différents modes d'évacuation des pleurésies

Dans le groupe I (n=6), l'évacuation de l'épanchement a été réalisée par au moins deux ponctions pleurales.

Dans le groupe II (n=6), la pose d'un drain percutané « en queue de cochon » a été réalisée sous contrôle échographique dans 50% des cas et sous contrôle tomodensitométrique dans les autres cas.

L'agent fibrinolytique a été instillé dans l'espace intrapleural en moyenne trois jours après la pose du drain. Le produit utilisé était systématiquement l'Urokinase® dont la posologie était de 2000 UI/kg diluée dans 2 mL/kg de sérum physiologique (avec un maximum de 100000 UI dans 100 mL) et instillée pendant 2,7 jours en moyenne.

Dans le groupe III (n=8), une thoracoscopie vidéo-assistée pour débridement et drainage pleural a été faite en première intention dans 25% des cas, après échec de l'antibiothérapie seule dans 12,5% des cas et après échec de l'antibiothérapie associée à un drainage thoracique classique dans 62,5% des cas.

Tableau XI: Caractéristiques cliniques et épidémiologiques selon le mode de drainage.

		Groupe I (ponctions)	Groupe II (fibrinolyse)	Groupe III (TVA)
Nombre		6	6	8
Sexe	Masculin	4	2	5
	Féminin	2	4	3
Age (mois)		52,5 [0,5-105,5]	64,5 [13,7-115,3]	**69,1 [26,5-111,8]**
Poids (kg)		19,3 [3,6-35]	19,6 [9,3-29,8]	**23,3 [12,4-34,3]**
ATCD respiratoires		**2 (33,3%)**	1 (16,7%)	2 (25%)
Infection virale antérieure		2 (33,3%)	**3 (50%)**	2 (25%)
Délai avant l'hospitalisation en réanimation		8,7 [7,2-10,1]	**10,3 [5,6-15,1]***	6,1 [3,5-8,8]
Score de PRISM moyen		2,5	**3,0**	2,7

* $p < 0,05$ (groupe II/groupe III)

[moyennes] : intervalles de confiance à 95%

(p) : pourcentage des valeurs qualitatives

Données en gras : valeurs les plus élevées de chaque variable

Les données cliniques et épidémiologiques des trois groupes n'étaient pas significativement différentes.

Chronologiquement, aucun drain en queue de cochon n'a été utilisé avant 2003 alors que cette technique est devenue la plus usitée lors de trois dernières années de l'étude au détriment des ponctions pleurales itératives (Cf tableau XII).

Tableau XII: Répartition des pleuropneumopathies selon l'année de survenue.

Années	Groupe I	Groupe II	Groupe III
2000	1	0	1
2001	2	0	2
2002	1	0	0
2003	1	3	4
2004	1	1	1
2005	0	2	0

Tableau XIII: Résultats de la radiographie et de l'échographie thoraciques à l'admission.

Examens d'imagerie initiaux		Groupe I (ponctions)	Groupe II (fibrinolyse)	Groupe III (TVA)
Radiographie pulmonaire	Nombre	6	6	8
	Epanchement abondant	2 (33,3%)	**4 (66,7%)**	4 (50%)
	Epanchement de moyenne abondance	**4 (66,7%)**	2 (33,3%)	4 (50%)
	Unilatéral droit	3 (50%)	**4 (66,7%)**	5 (62,5%)
	Unilatéral gauche	2 (33,3%)	2 (33,3%)	**3 (37,5%)**
	Bilatéral	**1 (16,7%)**	0	0
Echographie pleurale	Nombre	4	5	5
	Epaisseur > 10 mm	4 (100%)	5 (100%)	5 (100%)
	Cloisonnement	1 (25%)	2 (40%)	**5 (100%)**

(p) : pourcentage des valeurs qualitatives

Données en gras : valeurs les plus élevées de chaque variable

Tableau XIV: Résultats macroscopiques et biologiques de la ponction pleurale.

Caractéristiques de la ponction pleurale		Groupe I (ponctions)	Groupe II (fibrinolyse)	Groupe III (TVA)
Nombre		6	6	8
Délai après le diagnostic (jours)		1,2	**0,3**	1,2
Délai après les premiers symptômes (jours)		7,6	7,7	**5,5**
Aspect	Purulent	2 (33,3%)	**4 (66,7%)**	5 (62,5%)
	Citrin	**4 (66,7%)**	1 (16,7%)	2 (25%)
	Séro-hématique	0	**1 (16,7%)**	1 (12,5%)
Stade	Exsudatif	**4 (66,7%)**	2 (33,3%)	3 (37,5%)
	fibrino-purulent	**2 (33,3%)**	**2 (33,3%)**	2 (25%)
	Organisé	0	2 (33,3%)*	**3 (37,5%)***
Microbiologie	Cocci gram + sur l'ED	2 (33,3%)	**4 (66,7%)**	5 (62,5%)
	Pneumocoque	2 (33,3%)	**4 (66,7%)**	2 (25%)
	Streptocoque A	0	0	**2 (25%)**

* p< 0,05 (groupe II et III / groupe I)

(p) : pourcentage des valeurs qualitatives

Données en gras : valeurs les plus élevées de chaque variable

Tableau XV: Le syndrome inflammatoire biologique.

Examens biologiques plasmatiques	Groupe I	Groupe II	Groupe III
Nombre moyen de leucocytes (G/L)	20,57	**29,02**	20,67
CRP moyenne (mg/L)	240	**358**	297

Données en gras : valeurs les plus élevées de chaque variable

Tableau XVI: Comparaison des traitements dans les différents groupes.

	Groupe I n = 6	Groupe II n = 6	Groupe III n = 8
Durée de l'hospitalisation totale (jours)	26 [5,8-46,2]	**22,8 [16,8-28,8]**	23,3 [15,1-31,5]
Durée de l'hospitalisation en réanimation (jours)	19,5 [-3-42]	16,5 [8,5-24,5]	**14,5 [5,1-23,9]**
Durée de l'hyperthermie (jours)	9,8 [8,6-11,1]	**9,2 [1,8-16,5]**	13 [4,4-21,7]
Durée de l'oxygénodépendance (jours)	**4,6 [0,6-8,6]**	11,3 [3,9-18,8]	9,6 [-2,7-21,9]
Durée de l'antibiothérapie totale (jours)	**40,3 [28,4-52,3]**	58,8 [31,3-86,4]	47,3 [20-74,6]
Durée de l'antibiothérapie intraveineuse (jours)	**14,8 [10,1-19,6]**	17,7 [14,6-20,8]	15,8 [10,8-20,7]
Durée de l'ATB IV après traitement de référence [*]	13,7 [8,3-19,1]	13,5 [9,9-17]	**7,9 [3,6-12,2]**
Durée du drainage total (jours)	.	11,7 [4,3-19]	**8,4 [2-14 ,8]**
Durée du drainage après traitement de référence [*]	.	8,7 [3,6-13,8]	**5,4 [0,3-10,5]**
Volume évacué total (mL)	246,7[17,1-510,5]	**704,3[494-914]**	678,3[439-917]
Volume évacué total en fonction du poids (mL/kg)	6,6 [0,6-12,6]	35 [14,6-55,4]	**43,2 [21,1-65,2]**

[*] Le début du traitement de référence correspond à la première ponction évacuatrice pour le groupe I, à la première instillation d'urokinase dans le groupe II et la date de la thoracoscopie dans le groupe III.
Les chiffres en gras donnent les durées les plus courtes et les volumes les plus abondants pour chaque groupe.
[moyennes] : intervalles de confiance à 95%

Pour les deux enfants qui ont bénéficié d'une thoracoscopie en première intention, les durées moyennes d'hospitalisation en réanimation, d'hospitalisation totale, de drainage et d'antibiothérapie IV et totale sont respectivement de 5,5 jours, 17 jours, 4 jours, 15 jours et 32 jours.

Tableau XVII: Les complications directement liées à l'épanchement pleural ou à son traitement.

Complications liées à la pleurésie ou à son traitement	Groupe I (ponctions)	Groupe II (fibrinolyse)	Groupe III (TVA)
Nombre d'enfants ayant présenté une complication	4 (66,7%)	4 (66,7%)	3 (37,5%)
Pneumothorax	1	3	1
Pachypleurite	2	0	2
Récidive	1	1	1
Autres	0	1	1

(p) : pourcentage des valeurs qualitatives. Données en gras : valeurs les plus élevées

Les autres complications étaient un cas de pneumatocèle, observé sur la radiographie pulmonaire après drainage et fibrinolytiques, et un cas d'hémiparésie diaphragmatique droite rapporté après la réalisation d'une thoracoscopie vidéo-assistée.

Tableau XVIII: Evolution radiologique et de la fonction respiratoire selon le choix d'évacuation

Evolution à moyen et long terme		Groupe I	Groupe II	Groupe III
Radiographie à 1mois	Nombre	6	6	8
	Absence d'anomalie	2 (33,3%)	1 (16,7%)	1 (12,5%)
Contrôle radiologique à 6 mois	Nombre	6	5	7
	Absence d'anomalie	5 (83,3%)	4 (80%)	6 (100%)
EFR	Nombre	5	3	3
	Normales	4 (80%)	2 (66,7%)	1 (66,7%)
	syndrome obstructif	1 (20%)	1 (33,3%)	1 (33,3%)

(p) : pourcentage des valeurs qualitatives. Données en gras : valeurs les plus élevées

III.3.3.   Analyse microbiologique

Un pneumocoque a été retrouvé dans la ponction pleurale ou l'hémoculture dans neuf cas (groupe A) et aucune bactérie n'a été identifiée dans 12 cas (groupe B).

Pour les quatre autres enfants qui n'ont pas été pris en compte dans cette partie de l'analyse un Streptocoque A a été identifié dans deux cas et un mycoplasme dans deux cas.

Tableau XIX: Aspects cliniques suivant le groupe.

Aspects cliniques		Groupe A (pneumocoque)	Groupe B (absence de germe)
Nombre		9	12
Sexe	Masculin	5 (55,6%)	5 (41,7%)
	Féminin	4 (44,4%)	**7 (58,3%)**
Age (mois)		47,3 [11,5-83,2]	**72,3 [34,1-110,6]**
Poids (kg)		16,7 [9,5-24]	**26,8 [13,6-40]**
ATCD respiratoires		2 (22,2%)	**4 (33,3%)**
Infection virale antérieure		**4 (44,4%)**	3 (25%)
Température initiale (°C)		39,5 [39-39,9]	**39,8 [39,4-40,2]**
Score de PRISM moyen		**3,4**	2,2

[moyennes] : intervalles de confiance à 95%

(p) : pourcentage des valeurs qualitatives

Données en gras : valeurs les plus élevées de chaque variable.

Tableau XX: Caractéristiques de la radiographie et de l'échographie à l'admission.

Examens d'imagerie à l'admission		Groupe A	Groupe B
Radiographie pulmonaire	Nombre	9	12
	épanchement abondant	**5 (55,6%)***	3 (25%)
	épanchement de moyenne abondance	3 (33,3%)	**7 (58,3%)**
	épanchement minime	1 (11,1%)	**2 (16,7%)**
	unilatéral droit	**6 (66,7%)**	6 (50%)
	unilatéral gauche	2 (22,2%)	**6 (50%)**
	Bilatéral	1 (11,1%)	0
Echographie pleurale	Nombre	7	9
	épaisseur > 10 mm	**6 (85,7%)**	7 (77,8%)
	Cloisonnement	2 (28,6%)	**4 (44,4%)**

*p < 0,05, (p) : pourcentage des valeurs qualitatives, en gras : valeurs les plus élevées.

Tableau XXI: Caractéristiques de la ponction pleurale selon le groupe.

Ponction pleurale		Groupe A	Groupe B
Nombre		8	11
Délai après le diagnostic		0,3	**1,1**
Délai après les premiers symptômes		4,4	**8,4**
Aspect	Purulent	**7 (87,5%)***	2 (18,2%)
	Citrin	0	8 (72,7%)
	Séro-hématique	**1 (12,5%)**	1 (9,1%)
Stade	Exsudatif	0	9 (81,2%)
	fibrino-purulent	**5 (62,5%)***	2 (18,2%)
	Organisé	**3 (37,5%)***	0

Tableau XXII: Comparaison des paramètres suivant le groupe.

Variables	Groupe A (pneumocoque)	Groupe B (absence de germe)
Durée de l'hospitalisation totale (jours)	28,8 [19,2-38,4]	**18,3 [15,7-21]** *
Durée de l'hospitalisation en réanimation	21,3 [7,1-35,6]	**10,2 [6,3-14]** *
Durée de l'hyperthermie	8,9 [4,4-13,4]	**8,8 [6,9-10,8]**
Durée de l'oxygénodépendance	10,1 [4,4-15,8]	**5,4 [1,7-9]**
Durée de l'antibiothérapie totale	61,1 [37,6-84,6]	**37,3 [28,5-46,2]** *
Durée de l'antibiothérapie intraveineuse	16,3 [12,6-20,1]	**14,5 [11,7-17,4]**
Durée du drainage total	13,7 [6-21,5]	**6,3 [1,4-11,1]** *
Volume évacué total (mL)	619,4 [84,7-1154,2]	**672,5 [127,7-1217,3]**
Volume évacué total en fonction du poids (mL/kg)	31,9 [16,4-46,4]	**33,2 [17-49,4]**

* $p < 0,05$
[moyennes] : intervalles de confiance à 95%
Les chiffres en gras donnent les durées les plus courtes et les volumes les plus abondants.

Tableau XXIII: Complications liées à la pleurésie, son traitement ou à la bactérie causale.

Complications	Groupe A (pneumocoque)	Groupe B (absence de germe)
Nombre d'enfants avec au moins une complication	**7 (77,8%)** *	4 (33,3%)
Pneumothorax	**4**	1
Pachypleurite	**2**	0
Récidive	**2**	1
Autres	**2**	2

* $p < 0,05$
(p) : pourcentage des valeurs qualitatives

Données en gras : valeurs les plus élevées de chaque variable.

Les complications étaient plus fréquentes chez les enfants atteints d'une pleuropneumonie à pneumocoque avec un nombre important de pneumothorax.

Les autres complications étaient représentées par :

- un cas de syndrome hémolytique et urémique
- un syndrome de détresse respiratoire aigu
- une pneumatocèle résiduelle
- une ostéomyélite secondaire de la malléole externe.

Tableau XXIV: Evolution des images radiologiques et de la fonction respiratoire.

Evolution		Groupe A (pneumocoque)	Groupe B (absence de germe)
Radiographie à 1mois	Nombre	9	12
	Absence d'anomalie	0	**5 (41,7%)***
Contrôle radiologique à 6 mois	Nombre	9	10
	Absence d'anomalie	8 (88,9%)	**10 (100%)**
EFR	Nombre	6	8
	Normales	3 (50%)	**8 (100%)***
	Syndrome obstructif	3 (50%)	0

* p < 0,05

(p) : pourcentage des valeurs qualitatives

Données en gras : valeurs les plus élevées de chaque variable.

- 59 -

III.3.4.   Iconographies

III.3.4.1.   Enfant atteint d'une pleuropneumopathie à pneumocoque et traité par ponctions répétées

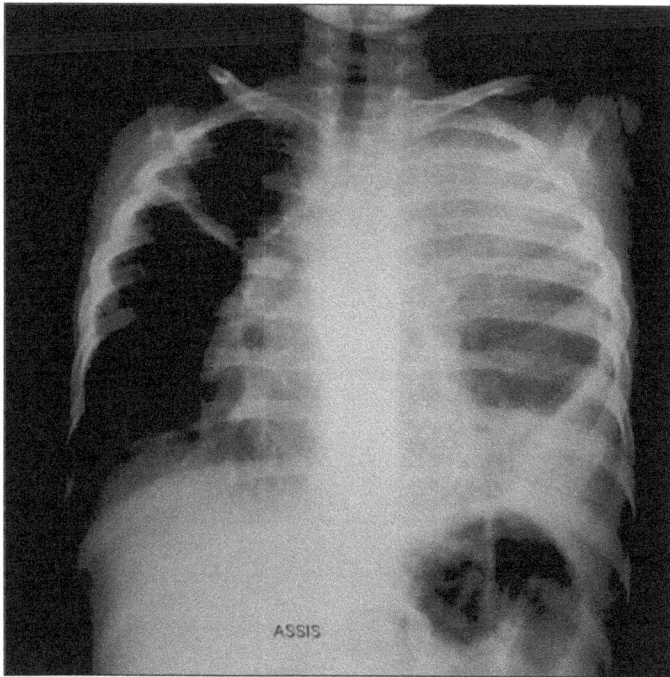

Photo 1 : Radiographie pulmonaire le jour de l'admission en réanimation pédiatrique sur laquelle on peut observer un épanchement pleural unilatéral gauche de grande abondance.

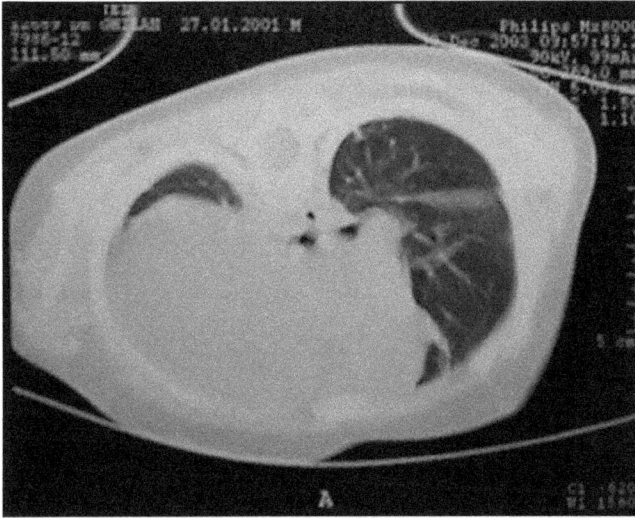

Photo 2 : Tomodensitométrie thoracique réalisée à l'admission : épanchement pleural de grande abondance associé à une atélectasie et une image de condensation alvéolaire.

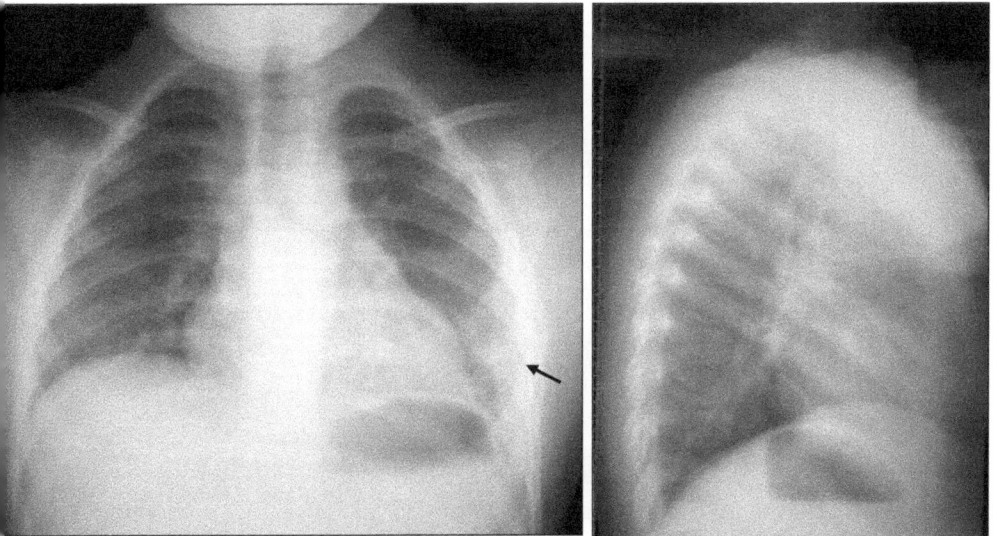

Photos 3 et 4 : Radiographie pulmonaire (cliché de face et profil) de contrôle à un mois : pachypleurite résiduelle. NB : Normalisation de la radiographie à six mois.

III.3.4.2.   Enfant présentant une pleuropneumopathie à pneumocoque et traité par

drainage thoracique et fibrinolyse intra-pleurale

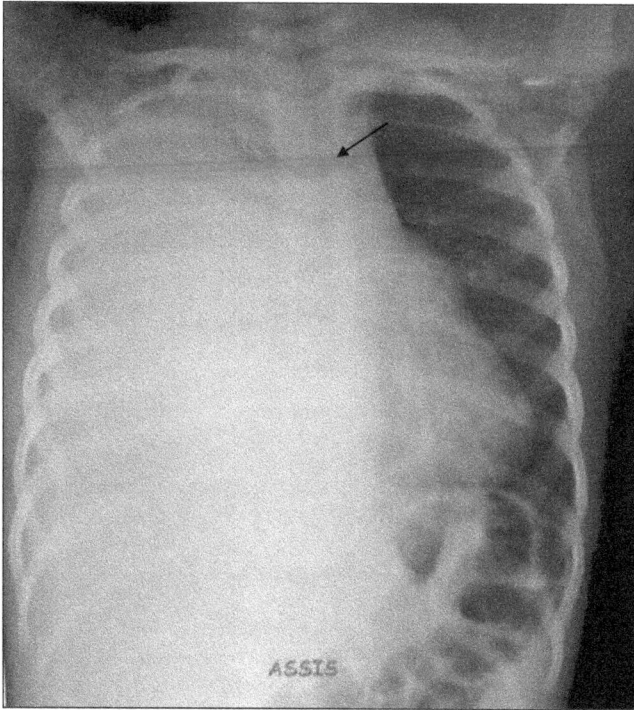

Photo 5 : Radiographie pulmonaire réalisée à l'admission mettant en évidence un épanchement pleural droit de grande abondance avec déviation médiastinale.

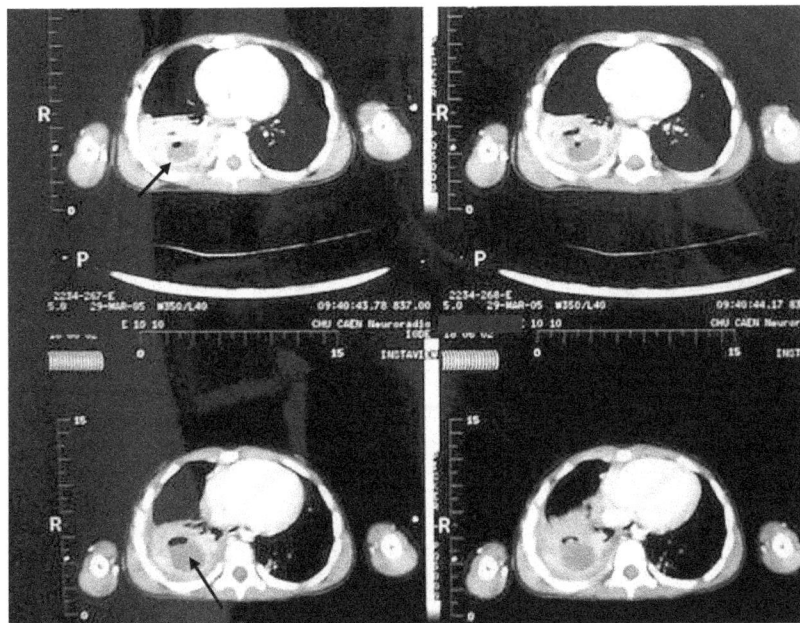

Photo 6 : Contrôle tomodensitometrique à un mois : abcès intra-pulmonaire postéro-basal droit mesurant 50 x 40 x 40 mm.

Photo 7 :

Normalisation de la radiographie thoracique après trois mois.

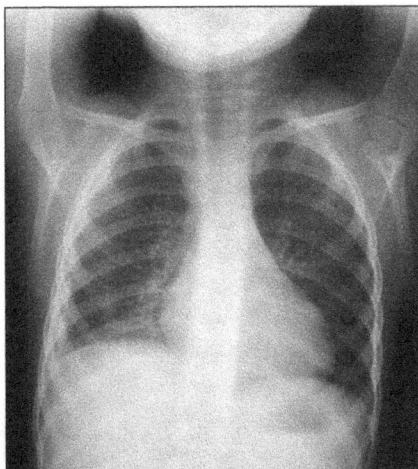

III.3.4.3.   Enfant atteint d'une pleuropneumopathie à streptocoque A, traité par thoracoscopie vidéo-assistée

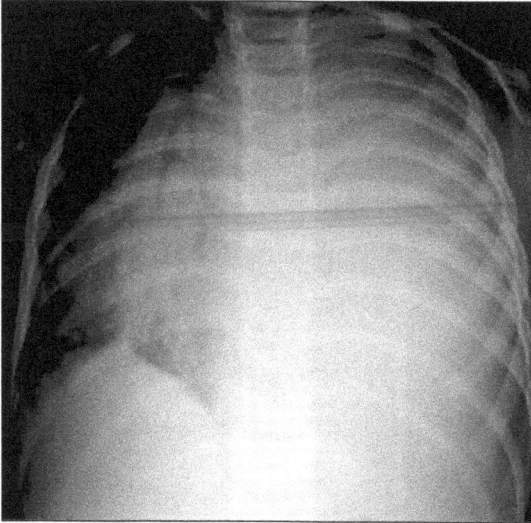

Photo 8 : épanchement pleural gauche de grande abondance avec déviation médiastinale.

Photo 9 :

Epanchement liquidien pleural de l'ensemble

de l'hémithorax gauche avec atélectasie du poumon gauche.

Déviation du médiastin à droite.

Bronchogramme et condensation de la pyramide basale droite.

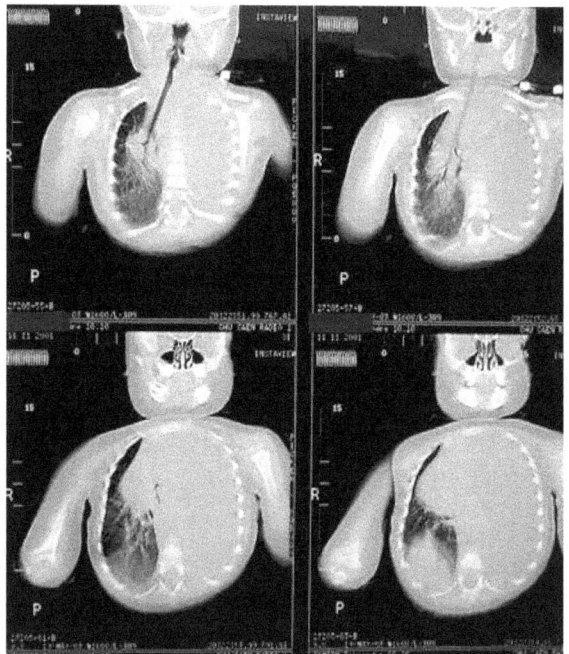

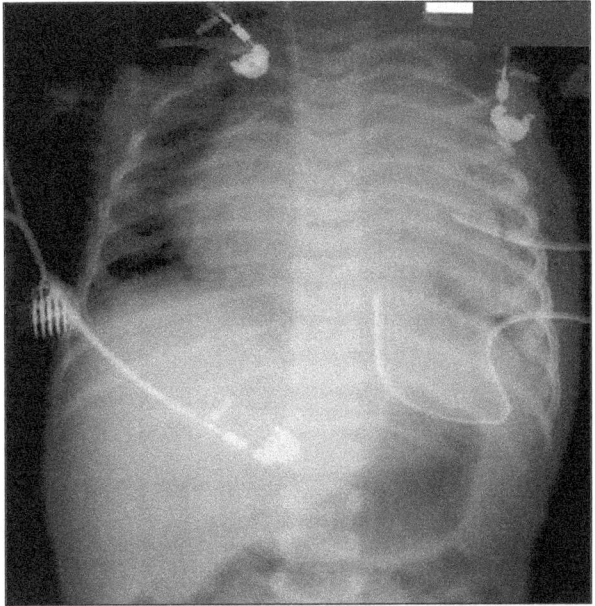

Photo 10 :

Radiographie pulmonaire

après réalisation de la

thoracoscopie vidéo-assistée.

IV. Troisième partie : Discussion

La consultation de la littérature sur la prise en charge des pleuropneumopathies ne fait pas l'objet d'un consensus universel. En particulier, le débat sur la prise en charge chirurgicale ou non chirurgicale de l'empyème reste à ce jour ouvert.

Confrontés, comme la plupart des auteurs, a une recrudescence des pleuropneumopathies chez l'enfant, il nous est apparu utile de faire le point sur leur prise en charge, compte tenu des différentes approches possibles.

Cette analyse étant rétrospective et descriptive, reposant sur des effectifs réduits, elle ne permet pas de conclure à la supériorité d'une des trois prises en charge thérapeutique évaluées dans notre étude. Elle permet toutefois d'élaborer des propositions thérapeutiques afin d'homogénéiser la prise en charge locale.

IV.1. Les facteurs épidémiologiques

Les enfants atteints de pleuropneumopathie sont, de manière générale, en France, hospitalisés le plus souvent en pédiatrie (73,6%) et plus rarement en réanimation (11,3%), en pneumopédiatrie ou en chirurgie [120].

Dans notre étude, l'âge médian des enfants hospitalisés en réanimation pédiatrique pour un épanchement pleural parapneumonique est de 43 mois soit 3,6 ans. Ce chiffre est comparable aux données françaises et internationales.

En effet, dans de nombreuses études, les épanchements parapneumoniques surviennent le plus fréquemment chez les enfants entre 4 et 6 ans [25].

En France, dans l'étude récente et multicentrique de Weil-Olivier et al, l'âge médian est de 4,1 ans et 69,4 % des enfants avaient moins de cinq ans [120].

Comme dans toutes les séries publiées dans la littérature, il existe dans notre étude une prédominance masculine avec un sex-ratio de 1,04.

Le même ratio est retrouvé dans une enquête sur les pleuropneumopathies infectieuses en France en 2002 et 2003 [120].

Cette prédominance masculine est plus marquée dans le nord-est de l'Angleterre avec un sex ratio pouvant s'élever jusqu'à 2 dans certaines études [43].

On constate aussi, dans notre étude et dans la littérature, une répartition saisonnière de la pathologie dont la prédominance est nettement hivernale et printanière, peut être en relation avec la recrudescence d'infections virales pendant cette période de l'année.

IV.2.   Les facteurs favorisants éventuels

IV.2.1.1.   Les infections virales

Dans cette étude, une infection virale est notée dans 32% des cas ce qui correspond à la plupart des données de la littérature [83, 120] avec toutefois un pourcentage pouvant s'élever jusqu'à 66% dans certaines séries [43].

Dans l'étude de Michelow et al, les co-infections virales par Influenza, Para-influenza, Adénovirus ou Virus Respiratoire Syncytial concernent 25% des pneumopathies bactériennes hospitalisées de l'enfant [83].

Les interactions entre virus et bactéries des voies aériennes sont complexes et plusieurs mécanismes pourraient expliquer la relation entre la survenue d'une infection virale et celle d'une infection bactérienne.

Il existe une transmission accrue des souches de *S pneumoniae* lors des épidémies virales par la projection des gouttelettes de Pflügge.

L'adhésion muqueuse des souches bactériennes pathogènes est favorisée lors d'une co-infection virale, responsable d'une augmentation de la colonisation du nasopharynx. Ainsi, le taux de portage de *S pneumoniae* des nourrissons varie du simple au double si les prélèvements sont réalisés au cours d'une infection rhino-pharyngée [108].

L'infection virale favorise également la diffusion bactérienne aux voies aériennes inférieures par la destruction épithéliale et notamment de l'épithélium cilié.

La multiplication bactérienne est quant à elle facilitée par la diminution du chimiotactisme et de l'activité phagocytaire des cellules macrophagiques, induite par les virus [113].

IV.2.1.2.   Une origine médicamenteuse

Les anti-inflammatoires non stéroïdiens (AINS) pourraient avoir une action inhibitrice sur l'adhérence des leucocytes, la phagocytose, l'activité bactéricide *in vitro* et au contraire augmenter la production de cytokines pro-inflammatoires tels le TNFα, l'interleukine 1β et l'interleukine 6, favorisant le risque de sepsis grave [125].

D'un point de vue épidémiologique, il a été démontré que les AINS, utilisés à visée antipyrétique, favorisent la survenue de surinfection bactérienne au cours de certaines infections virales. Ainsi, les fasciites nécrosantes à streptocoque compliquent plus fréquemment la varicelle en cas d'utilisation d'AINS. En ce qui concerne les empyèmes parapneumoniques, une seule étude a montré que l'exposition aux AINS dans les jours précédents était significativement plus fréquente chez les enfants atteints de pleurésie purulente que chez les enfants atteints de pneumopathie bactérienne non compliquée, avec un odd ratio de 4 (IC 95%) [25]. Cependant cette enquête rétrospective pose des problèmes méthodologiques. En effet, la prise d'AINS a pu être favorisée par une hyperthermie plus élevée ou plus prolongée chez des enfants ayant déjà une pneumopathie compliquée. L'implication potentielle des AINS dans la survenue de pleuropneumopathies bactériennes reste donc encore uniquement théorique. A cet égard, une étude multicentrique prospective de type cas/témoin est réalisée en France depuis janvier 2005 et jusqu'à décembre 2006, afin de tester l'association entre la survenue de pleurésie bactérienne après une infection virale chez l'enfant de 3 mois à 10 ans et l'exposition aux AINS avant le début de la symptomatologie pleuro-pulmonaire.

L'utilisation large des antibiotiques avant l'hospitalisation est source de retard diagnostique du fait de leur inefficacité sur la plupart des germes en cause ou d'une posologie insuffisante.

En effet, une antibiothérapie inadaptée pourrait améliorer transitoirement l'infection, mais retarder la prise en charge optimale et être insuffisante pour prévenir la progression bactérienne et ses complications. Dans plusieurs études, les enfants admis pour pleuropneumopathie bactérienne ont plus fréquemment reçu un traitement antibiotique avant l'hospitalisation [23, 25, 109, 120].

Dans notre étude, une prise d'AINS n'est retrouvée que dans 16% des cas et un antibiotique per os n'est donné dans les jours qui précèdent le diagnostic que dans 16% des cas.

IV.2.1.3. L'absence de vaccination

Srteptococcus pneumoniae serait responsable de 25% des pneumopathies bactériennes chez l'enfant [83].

La capsule de nature polysaccharidique est l'élément essentiel du pouvoir pathogène du pneumocoque, qui lui permet de résister à la phagocytose. L'analyse de la composition de cette capsule permet de distinguer plus de 90 sérotypes regroupés en 40 sérogroupes, dont 11 sont responsables de la quasi-totalité des infections invasives à pneumocoque [53].

Le vaccin anti-pneumococcique heptavalent est constitué de l'association de polysaccharides capsulaires à des protéines (toxine diphtérique non toxique CRM 197) permettant de stimuler une réponse immunitaire de type T dépendante, qui est la forme de protection prédominante chez le nourrisson, ce qui n'est pas le cas pour le vaccin anti-pneumococcique 23-valent.

Les sept sérotypes inclus dans le vaccin sont : 4, 6B, 9V, 14, 18C, 19F et 23F, responsables de 80% des infections pneumococciques invasives.

L'efficacité contre les maladies invasives a été évaluée dans la population américaine : la couverture par les sérotypes du vaccin est élevée, se situant entre 89% et 93%. Cette couverture est plus faible en Europe puisqu'elle représente 71% à 86% des souches isolées lors des infections pneumococciques invasives chez l'enfant de moins de deux ans [14, 17, 80, 90].

La vaccination à grande échelle est récente en France puisqu'elle est prise en charge par la sécurité sociale depuis décembre 2002. Son indication est la prévention des infections invasives à pneumocoque.

Selon le conseil supérieur d'hygiène publique, elle est recommandée pour les enfants de moins de deux ans exposés au minimum à un facteur de risque : allaitement maternel d'une durée inférieure à deux mois, fratrie d'au moins trois enfants d'âge préscolaire, enfant gardé plus de quatre heures par semaine en compagnie de plus de deux enfants en dehors de la fratrie.

Aux Etats-Unis, la généralisation de l'immunisation par le vaccin conjugué anti-pneumococcique heptavalent (Prevnar®), a permis une diminution significative de l'incidence des infections pneumococciques invasives, dont les pleurésies bactériennes chez l'enfant de moins de cinq ans [104, 123].

L'absence de protection vaccinale pourrait donc constituer un facteur de risque de survenue de pneumopathie à pneumocoque et de ses complications.

IV.2.1.4. La virulence bactérienne

Les modifications de la virulence bactérienne des pneumocoques pourraient être un facteur favorisant la diffusion pleurale de l'infection.

Depuis les années 1980, des souches de pneumocoques de sensibilité diminuée à la pénicilline (PSDP) ont émergées et leur incidence a nettement augmenté entre 1993 et 1999 en France et dans les autres pays [53, 69, 88].

Selon Kaplan et al, le taux de souches de PSDP représente 37% des pneumococcies invasives [59].

Pourtant le risque de survenue de pleuropneumopathies bactériennes chez l'enfant ne semble pas lié aux souches de PSDP. Tan et al, ont comparé les données microbiologiques d'enfants hospitalisés pour pneumopathie à pneumocoque non compliquée et compliquée. Ils ne trouvent aucune différence entre les deux groupes : 9,4% de pneumocoques de sensibilité diminuée à la pénicilline dans le groupe d'enfants atteints de pneumopathies non compliquées et 11,3% dans le groupe des pneumopathies compliquées.

Dans notre étude, seulement deux cas de pleurésie sont liés à une infection à pneumocoque de sensibilité diminuée à la pénicilline, ce qui correspond à 22 % de l'ensemble des pleuropneumopathies à pneumocoque et à 8% du total des épanchements pleuraux parapneumoniques analysés.

Si l'augmentation de l'incidence des pleuropneumopathies ne peut donc être imputable aux pneumocoques de sensibilité diminuée à la pénicilline, la gravité des EPP pourrait être liée à un sérotype pneumococcique particulier.

En effet, certaines équipes ont mis en évidence une prépondérance du sérotype 1 dans les pleuropneumopathies sévères [52, 110].

Le pneumocoque de sérotype 1, non inclus dans le vaccin anti-pneumococcique heptavalent, est hautement virulent et représente 15-20% des pathologies pneumococciques invasives en Europe [51].

Le fait que S. pneumoniae sérotype 1 soit isolé dans 50% des cas documentés d'empyèmes pneumococciques conforte le caractère agressif de cette souche et pourrait expliquer en partie la gravité plus importante des pleuropneumopathies actuelles [25, 69, 80].

Dans cette étude les pleuropneumopathies à pneumocoque sont en effet plus sévères que les pleurésies pour lesquelles aucune bactérie n'est identifiée avec notamment un score de PRISM plus élevé à l'admission, des durées d'hospitalisation, d'antibiothérapie, de drainage significativement plus longues mais aussi des complications et des séquelles plus fréquentes.

Les EFR réalisées en moyenne deux ans après l'épisode infectieux trouvent un syndrome obstructif uniquement dans les suites de pleuropneumopathies à Streptococcus pneumoniae. Les fonctions respiratoires des enfants chez lesquels aucun germe n'a pu être retrouvé sont normales.

Par ailleurs, le sérotypage des pneumocoques n'ayant pu être récupéré, on ne peut pas incriminer le sérotype 1 dans notre étude.

IV.3.   Les résultats microbiologiques

Actuellement, l'identification bactériologique est rendue difficile par la réalisation tardive de la ponction pleurale et par une antibiothérapie à large spectre débutée souvent précocement avant le développement de l'épanchement pleural, parfois même dès les premiers symptômes. Ainsi, même si elle est facilitée par le développement de techniques moléculaires tel que l'utilisation de la polymerase chain reaction [58], la documentation bactériologique, par culture de liquide pleural ou hémoculture, reste variable et n'est obtenue que dans 21 à 76% des cas de pleuropneumopathie [11, 21, 25, 42, 48, 49, 78, 112, 120].

Schultz et al identifient notamment une bactérie dans le liquide pleural dans 50% des pleurésies compliquées en 1999-2000, alors que la culture n'est positive que dans 32% des cas en 2001-2002 [104].

Le taux d'identification microbiologique dans notre étude (52%), est comparable aux données de la littérature.

Streptococcus pneumoniae est la bactérie la plus fréquente dans les épanchements pleuraux parapneumoniques, sa responsabilité est établie dans 35 à 45% des pleuropneumopathies, ce qui représente, dans certaines séries récentes, 50-75% des isolats dans les empyèmes documentés microbiologiquement [48, 72, 93, 120].

Dans notre étude *Streptococcus pneumoniae* est identifié dans 36% des pleuropneumopathies et dans 69% des EPP documentés microbiologiquement.

Ce pourcentage est peut-être sous-estimé puisque lorsque aucune bactérie n'est identifiée, le délai moyen entre le diagnostic ou les premiers symptômes et la réalisation de la ponction pleurale est plus long que lorsqu'il s'agit d'un pneumocoque.

Par ailleurs, l'aspect purulent du liquide pleural et les stades fibrino-purulent ou organisé de l'épanchement sont significativement plus fréquents dans les pleuropneumopathies à pneumocoque.

Suivant les études, le taux de PSDP peut varier de 28 à 76% selon l'âge de l'enfant et selon qu'il aie ou non reçu une antibiothérapie préalable [48, 50, 72, 93]. Ce taux est de 22% dans notre enquête.

Les pneumocoques isolés sont majoritairement de sérotype 1 (50% des pleurésies purulentes à pneumocoque), non inclus dans le vaccin Prevenar [25, 69, 80].

Selon des enquêtes récentes, *Streptococcus pyogenes* représente 6 à 15% des pleuropneumopathies documentées [25, 48, 120].

Dans notre étude, *Streptococcus pyogenes* est retrouvé dans 8% des cas soit 15,4% des infections documentées.

IV.4.   L'analyse radiologique

Dans notre étude comme dans la plupart des données de la littérature, tous les patients ont eu une radiographie pulmonaire initialement qui montre systématiquement un épanchement.

D'après Weil-Olivier et al qui font un état des lieux sur les pleuropneumopathies confirmées radiologiquement en France en 2002 et 2003, l'épanchement est constant, unilatéral dans 95,4%, d'abondance faible dans 32,6%, moyenne dans 41,8% ou grande dans 25,6% [120].

Nos données sont superposables à celles de cette étude, avec toutefois des épanchements abondants plus fréquents (44%).

Dans cette même enquête, l'échographie initiale est proposée dans seulement 66,7% des cas et montre un cloisonnement dans 46,6%.

Dans notre étude, l'échographie est le plus souvent réalisée en début d'évolution de la maladie pour confirmer le diagnostic d'épanchement pleural, apprécier sa localisation et son volume. Elle permet, de plus, d'objectiver la présence ou non de cloisons (un cloisonnement est retrouvé dans 44,4%) et de guider une ponction ou la pose d'un drain thoracique.

Même si sa réalisation est plus fréquente (72% des cas) que dans l'enquête de Weil-Olivier, elle est loin d'être systématique comme le préconise de nombreuses études récentes [32, 70, 96].

IV.5. Choix de l'antibiothérapie

Il n'existe aucune étude clinique démontrant la supériorité d'un schéma thérapeutique dans les épanchements pleuraux parapneumoniques de l'enfant. Aucun consensus n'existe quant au choix et à la durée de l'antibiothérapie.

La plèvre n'est pas un milieu favorable à une efficacité optimale des antibiotiques : le pH acide et l'éventuelle présence de pus inhibent l'action des aminosides, l'inoculum élevé gêne l'action des bêta-lactamines.

Pour contrecarrer ces phénomènes et optimiser l'effet des antibiotiques dans les pleuropneumonies, on augmente les doses d'antibiotique et on associe un deuxième antibiotique de meilleure diffusion tissulaire ou présentant un mécanisme d'action différent, afin d'obtenir une meilleure synergie.

Ainsi, on peut proposer une bi-antibiothérapie par voie intraveineuse associant le plus souvent une céphalosporine de troisième génération qui a une activité bactéricide sur les souches de PSDP et sur *Streptococcus pyogenes*, et un glycopeptide qui est efficace sur *Staphylococcus aureus* y compris sur les souches méticilline résistantes.

Pour le choix de la C3G, la céfotaxime (100 mg/kg/j) est préférée à la ceftriaxone en raison d'une meilleure diffusion dans le liquide pleural [111].

Le glycopeptide utilisé est, dans la majorité des études, la vancomycine, même si la téiclopanine est plus active sur les streptocoques et que son administration est plus facile en une injection par jour.

La rifampicine peut être également utilisée en association avec la céfotaxime (association synergique dans les méningites), elle aurait des concentrations supérieures aux CMI pour le pneumocoque, le streptocoque A et le staphylocoque aureus et le meilleur quotient inhibiteur pour les pneumocoques résistants et les streptocoque A [37].

En ce qui nous concerne, la céfotaxime est plus fréquemment associée à la fosfomycine (dans 56% des cas) du fait de sa concentration élevée et prolongée dans le liquide pleural.

En fait, d'après Cohen et al, la fosfomycine aurait des concentrations dans la plèvre largement inférieures à ses CMI pour le pneumocoque et le streptocoque du groupe A. De plus, l'association vancomycine-céfotaxime serait synergique et les deux antibiotiques auraient des concentrations supérieures aux CMI pour les pneumocoques résistants [37].

Dans notre étude la durée de l'antibiothérapie IV, qui est en moyenne de 15,6 jours, est comparable aux données de la littérature.

Comme le suggère Mc Intosh, on peut associer à la bi-antibiothérapie initiale un macrolide du fait de l'importance de *Mycoplasma pneumoniae* lors des pneumopathies communautaires [82] (en particulier chez l'enfant de plus de deux ans). Ceci est effectué dans 24% des cas dans notre étude.

Après 15 jours de bi-antibiothérapie intraveineuse, un relais est pris par une monothérapie par voie orale pendant un mois par amoxicilline ± acide clavulanique ou pyostacine [15, 73].

Nos données sont également comparables à celle de la littérature puisque la durée moyenne du traitement antibiotique per os est de 31 jours, les molécules les plus utilisées étant la pristinamycine (40%), l'amoxicilline seule (28%) ou associée à l'acide clavulanique (24%).

On ne note aucune différence significative en terme de durée d'anibiothérapie IV ou per os entre les trois groupes de prise en charge ; par contre la durée de l'antibiothérapie totale est significativement plus élevée dans le groupe où l'on a identifié un pneumocoque (61,1 ± 23,5 jours) par rapport au groupe non documenté microbiologiquement (37,3 ± 8 ,9 jours).

IV.6. Evacuation de l'épanchement par ponctions répétées

La réalisation de ponctions répétées guidées par échographie serait aussi efficace que le drainage par un drain thoracique, hormis dans les cas d'épanchement très abondant responsable d'un déplacement médiastinal [103, 105].

En effet, Shoseyov et al, dans une enquête prospective, ne montrent aucune différence significative entre le groupe traité par ponctions échoguidées répétées et le groupe drainé, que ce soit en terme de volume de liquide drainé (35,1 mL/kg contre 30 mL/kg), de durée d'hyperthermie (9,0 jours contre 8,2 jours), de durée d'antibiothérapie (30 jours contre 30,2 jours) et de durée d'hospitalisation (22 jours contre 24,2 jours) [105].

De plus, les ponctions pleurales itératives guidées par échographie sont peu invasives et peu onéreuses et les complications sont exceptionnelles.

En revanche, ces ponctions sont souvent « blanches » du fait de formations fibreuses qui obstruent l'orifice des cathéters. Le seul recours, si il existe une mauvaise tolérance clinique, est la pose d'un drain thoracique. De plus, la répétition de la ponction pleurale peut ne pas être supportée par l'enfant [22].

Dans notre étude, pour les épanchements de moyenne abondance, les ponctions pleurales répétées sont aussi efficaces que le drainage par un drain thoracique, que ce soit en terme de durée d'hospitalisation, de durée d'hyperthermie, de durée d'antibiothérapie, de durée de drainage et de volume de liquide drainé. De plus, certaines ponctions, réalisées malgré la présence de cloisons objectivées par l'échographie, donnent également de bons résultats. Ainsi, la présence de logettes laisse présumer de ponctions difficiles mais pas systématiquement incompatibles avec une évacuation efficace de l'épanchement.

Dans notre expérience, ce geste est simple pour peu qu'il soit effectué dans de bonnes conditions de sédation légère et d'analgésie correcte. L'appoint de Kalinox® est à ce titre très appréciable mais n'évite pas, le plus souvent, l'adjonction d'un analgésique central (Nubain®, Morphine®) pour être tout à fait efficace.

Par ailleurs, la réalisation de ponctions pleurales itératives était rétrospectivement plus fréquente dans le cadre de pleuropneumopathies sans bactérie identifiée alors que la méthode de drainage la plus utilisée pour l'évacuation d'un épanchement parapneumonique postpneumoccoccique était la mise en place d'un drain en queue de cochon associée à l'instillation intrapleurale d'urokinase.

IV.7.   Pose de drains percutanés

Pour certaines équipes, l'indication du drainage est portée sur la mauvaise tolérance clinique (dyspnée, polypnée, tirage, battement des ailes du nez, oxygénodépendance) de l'épanchement, sur une cavité pleurale cloisonnée avec déviation médiastinale ou après échec de la ponction évacuatrice échoguidée [70].

Même si il n'est plus systématique, le drainage chirurgical classique reste, dans de nombreuses équipes la base du traitement des pleurésies purulentes [43].

Pourtant, les patients traités par drain en « queue de cochon » ont, comparativement au drainage classique, moins souvent recours à la pose d'un deuxième drain ou à une TVA secondaire. Les durées de drainage sont plus courtes, et les durées d'hyperthermie et d'hospitalisation plus brèves [22].

Ces résultats peuvent s'expliquer à la fois par un moindre inconfort pour les patients, favorisant leur mobilisation et la dispersion des fibrinolytiques dans l'espace pleural, et à la fois par des orifices proportionnellement plus gros et plus nombreux que sur les drains classiques [22, 94].

Dans l'ensemble des séries, et ceci confirme les résultats de notre étude, il n'apparaît aucune complication majeure de ces drains telle la perforation pulmonaire, diaphragmatique, hépatique ou splénique. En revanche des complications mineures, tels le pneumothorax, l'emphysème sous cutané, le délogement, la cassure ou l'occlusion du drain, sont recensées [27, 94, 99].

L'insertion d'un cathéter en « queue de cochon » sous contrôle radiologique est une intervention efficace qui peut être utilisée en première intention dans le traitement des empyèmes pleuraux [27].

Moulton et al ont évalué l'impact de la pose d'un « pigtail catheter » associée à l'instillation d'urokinase en deuxième intention et constatent un succès dans 94% des pleurésies [87].

Lee et al ont évalué de manière rétrospective, chez 10 patients, l'association du « pigtail catheter » (posé sous contrôle radiologique) et de l'urokinase, avec un taux de succès est de 90% [71].

Roberts et al, qui comparent rétrospectivement la pose d'un drain classique avec fibrinolytique à la pose de drain en « queue de cochon » et à la thoracoscopie vidéo-assistée (TVA) de première intention, font état de bons résultats avec l'utilisation de petits drains percutanés (taille moyenne : 10F soit 3mm) guidés par échographie et couplés à l'usage de fibrinolytiques [99].

Lors d'une étude rétrospective récente, menée par Hawkins et al, tous les enfants atteints d'un épanchement parapneumonique de stade III sont traités avec succès par drainage avec un « pigtail catheter » associé à l'alteplase (tPA) instillée dans l'espace intrapleural [54].

Thomson et al, lors d'une étude randomisée en double aveugle, trouvent que le groupe drainé avec un petit drain percutané a un séjour hospitalier significativement plus court que le groupe ayant eu une pose de drain classique (7,9 jours contre 9,4 jours) [112].

Quelle que soit la nature de l'épanchement pleural, dans notre étude, l'association d'un drain en queue de cochon et de l'urokinase est aussi efficace en terme de durée d'hospitalisation, d'hyperthermie, d'oxygénodépendance, d'antibiothérapie, de drainage, de volume drainé et d'évolution favorable à moyen et long terme que la thoracoscopie vidéo-assistée. En revanche la fréquence des complications initiales, notamment en ce qui concerne la survenue de pneumothorax ou de fistules broncho-pleurales, est plus élevée mais non significativement.

IV.8. Intérêt des fibrinolytiques

Chez l'adulte, l'ensemble des études fait état d'un taux de réussite allant de 65 à 100% en terme de résolution complète des épanchements, de volume drainé, d'absence de recours à la chirurgie et de diminution de la durée d'hospitalisation [18, 20, 118].

Lors d'une méta-analyse réalisée en 2004, Cameron et al démontrent un bénéfice significatif de la fibrinolyse intra-pleurale par rapport au sérum physiologique [26].

Néanmoins, une seule enquête récente, réalisée en double aveugle au Royaume-Uni, compare l'instillation intrapleurale de streptokinase et d'un placebo. Elle montre l'absence de différence en terme de mortalité, de recours à la chirurgie et de durée d'hospitalisation [81].

L'utilisation d'agents fibrinolytiques intrapleuraux chez l'enfant est plus récente. L'ensemble des études pédiatriques, réalisées de façon rétrospective non randomisée, démontre un bénéfice par rapport au drainage seul. [10, 11, 35, 40, 56, 63, 66, 67, 92, 101, 117, 122, 124]

A efficacité comparable, l'urokinase qui est d'origine humaine est préférée chez l'enfant du fait du risque de survenue de réactions allergiques lors de l'utilisation de la streptokinase (5 à 12,5% selon les séries) [18].

La première étude prospective, randomisée, en double aveugle, contre placebo, est celle de Thomson et al en 2002 : elle démontre l'efficacité de l'urokinase (utilisée à la dose de 40000 UI diluée dans 40 mL de sérum physiologique instillée deux fois par jour pendant trois jours) par rapport au sérum physiologique seul en terme de diminution de la durée d'hospitalisation (7,4 jours pour le groupe qui reçoit l'urokinase contre 9,5 jours pour le groupe qui reçoit le placebo), mais il n'y a pas de modification du taux de recours à la décortication pleurale [112].

Dans cette étude, la combinaison d'un drain percutané avec l'instillation intrapleurale d'urokinase permet une diminution plus nette encore de la durée de l'hospitalisation (6,0 jours contre 8,3 jours pour le groupe petit drain avec placebo, 8,4 jours pour le groupe drain classique avec urokinase et enfin 10,2 jours pour le groupe drain classique avec placebo) [112].

Wells et al, en 2003, ont étudié de façon rétrospective l'efficacité des fibrinolytiques, instillés par l'intermédiaire d'un drain percutané, et leur bonne tolérance dans le traitement des épanchements pleuraux compliqués. Le succès du traitement correspond à la disparition des symptômes sans recours à un traitement chirurgical. Il est de 100% pour l'urokinase et de 98% pour l'alteplase. Les auteurs concluent que les fibrinolytiques utilisés, l'urokinase puis l'alteplase, facilitent le drainage percutané des épanchements pleuraux compliqués et sont bien tolérés [122].

Selon les critères d'efficacité de Wells, on note en ce qui nous concerne 100% de succès thérapeutique avec l'instillation d'urokinase lors d'un drainage percutané. Cependant, il n'est pas aisé de définir précisément des critères d'arrêt des fibrinolytiques qui peuvent induire un certain épanchement pleural réactionnel.

La plupart des auteurs concluent que l'instillation intrapleurale par un drain percutané d'urokinase ou de tPA, est une méthode efficace et bien tolérée dans le traitement des épanchements parapneumoniques compliqués [35, 45, 91, 92, 119].

Cependant, Sit et al en 2003, montrent une augmentation importante de l'adhérence pleurale après un traitement par urokinase ce qui rendrait la thoracoscopie plus difficile en cas d'échec du drainage médical [106].

IV.9. Place de la thoracoscopie vidéo-assistée

Plusieurs études démontrent son efficacité en terme de diminution de la durée d'hospitalisation, de la durée de l'hyperthermie, de la durée de l'antibiothérapie parentérale, de la durée du drainage thoracique ou du taux de recours à la thoracotomie [36, 57, 76, 97, 100, 107].

La thoracoscopie peut être utilisée en première intention dans les cas d'empyème lorsqu'un cloisonnement est mis en évidence par échographie pleurale. Réalisée précocement, avant la constitution d'une coque fibreuse engainant le poumon, elle permet une guérison clinique et radiologique rapide avec une durée d'hospitalisation moindre [5, 31, 33, 36, 44, 62, 64, 115].

Elle peut être également utilisée en seconde intention après échec d'un drainage thoracique seul ou associé à une fibrinolyse intrapleurale [12, 30, 35, 91, 92].

En 2000, dans une étude rétrospective concernant 139 enfants admis pour EPP entre 1992 et 1998, Doski et al plaident pour une indication d'emblée de la thoracoscopie vidéo-assistée. Dans le groupe d'enfants traité par TVA d'emblée, les durées moyennes d'hospitalisation et de drainage pleural étaient plus courtes que dans le groupe traité par TVA après échec du drainage avec fibrinolytiques. De même, les complications et le recours à une thoracotomie sont moins fréquents [42].

En 2003, Cohen et al, dans une étude rétrospective comparant deux modalités de prise en charge de pleurésie sévère (un groupe étant traité par TVA précoce et un groupe traité par drainage seul), concluent en la supériorité du débridement thoracoscopique précoce qui permet une hospitalisation plus courte, un drainage plus court et l'absence de recours à une thoracotomie contrairement au groupe traité par drainage seul [36].

En 2004, Schultz et al comparent rétrospectivement le débridement thoracoscopique de première intention par rapport à la TVA tardive réalisée après échec du drainage et démontrent une diminution de la durée d'hospitalisation dans le groupe opéré précocement (11,5 jours contre 15,2 jours) [104].

Enfin, Martinez-ferro et al, dans une étude réalisée en 2004 sur de faibles effectifs, montrent une efficacité identique et de meilleurs résultats esthétiques si la thoracoscopie est réalisée à partir d'une seule porte d'entrée [79].

Nos résultats ne montrent pas de différence significative en terme de durée d'hospitalisation, d'hyperthermie, d'oxygénodépendance, d'antibiothérapie et de drainage entre le groupe traité par TVA et le groupe drainé avec instillation d'urokinase, même si les durées de l'antibiothérapie et du drainage sont plus courtes après la réalisation de la thoracoscopie avec un volume de liquide pleural évacué plus important.

Si on ne prend en considération que les enfants qui ont bénéficié d'une thoracoscopie en première intention, on note cependant une nette diminution des durées moyennes d'hospitalisation en réanimation, d'hospitalisation totale et de drainage, mais l'effectif est beaucoup trop réduit pour affirmer une différence significative.

IV.10. Le recours à la thoracotomie

La thoracotomie est responsable de complications plus fréquentes que la thoracoscopie vidéo-assistée (16%) et entraîne une durée d'hospitalisation plus longue [83].

Même si Karaman et al, dans une étude prospective randomisée, observent une durée moyenne d'hospitalisation plus courte dans les cas de thoracotomie par rapport à la pose de drain [60] ; la thoracotomie postérolatérale, pour la plupart des auteurs, n'est plus pratiquée qu'en seconde intention après échec des autres méthodes [2] et le plus souvent chez des enfants fragilisés.

Le taux de conversion en thoracotomie varie, selon les études, entre zéro et 8% [7, 28, 42].

IV.11. Evaluation de la fonction respiratoire

Kohn et al ont considéré la fonction respiratoire de 36 enfants ayant présenté un empyème.

Dans les trois mois suivant l'hospitalisation, ils trouvent un syndrome restrictif dans 91% des cas et aucun syndrome obstructif ; entre trois mois et un an, 29% des enfants présentent encore un syndrome restrictif et 29% un syndrome obstructif ; après un an d'évolution un syndrome restrictif est retrouvé dans 19% des cas et un syndrome obstructif dans 16%. Après un an, la fonction respiratoire est donc normale chez deux enfants sur trois et les anomalies retrouvées pendant les EFR sont modérées et non détectées lors de l'examen clinique. Par ailleurs, Kohn et al démontrent l'absence de différence entre la chirurgie et le drainage thoracique sur l'évolution de la fonction respiratoire [65].

Dans notre étude, aucun syndrome restrictif n'est observé lors des EFR réalisées en moyenne deux ans après l'hospitalisation. Par contre, on note l'existence d'un syndrome obstructif chez trois enfants (asthme diagnostiqué chez un enfant), soit pour 21,5% des enfants explorés et pour 12% de l'ensemble des enfants.

Les anomalies de la fonction respiratoire ne paraissent pas liées au mode d'évacuation de l'épanchement puisque on retrouve un cas de syndrome obstructif dans chaque groupe ; par contre, elles sont toutes consécutives à une pleuropneumopathie à pneumocoque.

IV.12. Indications thérapeutiques

En 2000, les recommandations de l'American College of Chest Physician sur le traitement médical et chirurgical des épanchements parapneumoniques de l'adulte sont les suivantes [38]:

Pour tout épanchement pleural parapneumonique (sauf minime), le liquide pleural doit être ponctionné avec analyse cytobactériologique et biochimique (protéines, glucose, LDH, pH) et l'antibiothérapie intraveineuse doit être systématique.

Un EPP persistant non cloisonné peut être traité par ponctions évacuatrices répétées, échoguidées.

Un empyème ou un épanchement cloisonné doit bénéficier de la pose d'un drain associée à une fibrinolyse intrapleurale.

Un échec du drainage ou un aspect pluri-cloisonné de l'épanchement doit conduire à la réalisation d'une thoracoscopie vidéo-assistée.

En cas d'échec de ce traitement on réalise une thoracotomie en dernier recours.

Ces indications thérapeutiques sont réalisées à partir d'un score qui prend en compte l'abondance de l'épanchement, la bactériologie du liquide pleural et le pH pleural.

En 2004, Gates et al publient une méta-analyse portant sur 44 études rétrospectives analysant ainsi quatre types de prise en charge : le drainage thoracique seul, le drainage thoracique associé à une fibrinolyse intrapleurale, le débridement thoracoscopique et la décortication par thoracotomie postéro-latérale. Une seule différence significative ressort de cette méta-analyse : la durée totale d'hospitalisation est plus courte lors d'une TVA que lors du drainage seul ou avec fibrinolytiques [44].

En 2005, pour Brémont et al, en cas de poches multiples avec atélectasie pulmonaire importante et une durée d'évolution de plus d'une semaine, le recours à la TVA est une option logique. En cas de thoracoscopie rendue difficile par l'importance des adhérences pleurales, une conversion en minithoracotomie est possible. En revanche en cas d'épanchement non cloisonné ou récent, le recours à la TVA d'emblée n'est pas justifié, le drainage avec cathéter en queue de cochon associé à l'usage de fibrinolytique est moins agressif et donne des résultats identiques [22].

Au total, la grande disparité des prises en charge révèle que chaque centre et chaque cas est unique. La disponibilité du plateau technique, l'état du patient, l'impossibilité de ventiler sur un poumon sont autant de paramètres à prendre en compte dans le choix de la méthode.

Chez l'enfant, en raison des excellentes capacités de récupération du parenchyme pulmonaire et de la fonction respiratoire, il importe de se donner suffisamment de temps avant d'envisager une intervention chirurgicale, la meilleure attitude étant peut-être la diminution des gestes agressifs.

IV.13. Protocole de prise en charge en réanimation pédiatrique

1. Examens complémentaires réalisés lors de l'admission en réanimation pédiatrique :

   – Examens biologiques sanguins: NFS, CRP, hémostase, groupe, rhésus, RAI, ionogramme sanguin, bilan hépatique, hémocultures aérobies et anaérobies.

   – Analyse du liquide pleural : prélevement cyto-bactériologique, recherche de BK, dosage pleural des protides, LDH, glycopleurie et pH.

   – Intradermoréaction à la tuberculine.

   – Examens d'imagerie : Radiographie pulmonaire et échographie pleurale.

2. Antibiothérapie systématique

   – Intraveineuse, double, synergique, bactéricide, ciblée contre le pneumocoque de sensibilité diminuée puis adaptée selon la bactérie identifiée et les données de l'antibiogramme, d'une durée de 15 jours.

   – Claforan® (200 mg/kg/jour) + Vancocine® (40-60 mg/kg/jour)

   – Autres associations : Claforan® + Fosfocine® ou Claforan® + Rifadine®

3. Evacuation de l'épanchement

   – Réalisation de ponctions répétées échoguidées en cas d'épanchement de moyenne abondance, sans déviation médiastinale, non cloisonné et bien toléré (oxygénodépendance < 3L/min).

   – Pose d'un drain souple en « queue de cochon » et fibrinolyse intrapleurale si l'épanchement est fibrino-purulent, organisé, ou mal toléré.

   La pose du drain est effectuée par un opérateur entraîné, sous contrôle échographique.

L'agent fibrinolytique utilisé est l'urokinase qui est instillée par le drain thoracique à la dose de 3000 UI/kg (diluée avec du sérum physiologique pour obtenir une concentration de 1000 UI/mL) avec un maximum de 100000 UI.

Après l'instillation, le drain est clampé pendant 3 heures puis remis en aspiration.

L'injection est renouvelée quotidiennement pendant 3-5 jours selon la qualité de l'épanchement et les résultats radiologiques.

- Thoracoscopie vidéo-assistée réalisée soit en première intention en cas d'épanchement pleural au stade organisé, soit après échec du drainage avec fibrinolytiques.

4. Traitements associés

- Rélais par un antibiotique per os : Pyostacine® ou Clamoxyl® pendant un mois.
- Antipyrétiques : Perfalgan (60 mg/kg/ jour)
- Antalgiques : Perfalgan ou Nubain (0,2 mg/kg toutes les 4 à 6 heures)
- Kinésithérapie respiratoire systématique dès J3.
- Corticothérapie per os (2mg/kg/j pendant 15 jours) si pachypleurite, après ablation des drains

5. Surveillance

- Radiographie régulière pendant le drainage
- Radiographie ± TDM à un mois
- Contrôle radio à six mois
- Examen clinique, radio et EFR après un an d'évolution

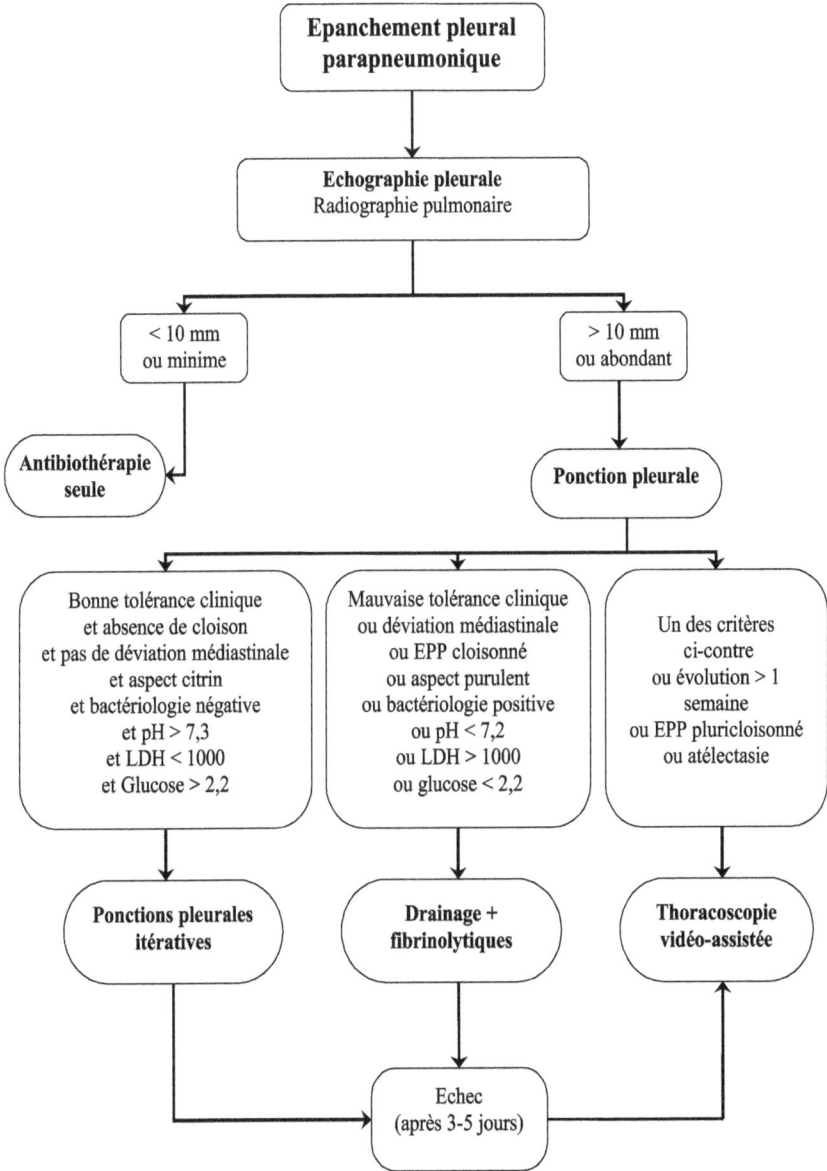

Graphique 8: Arbre décisionnel dans la prise en charge des épanchements pleuraux parapneumoniques.

V. Conclusion

L'évacuation des épanchements pleuraux parapneumoniques est impérative mais ses modalités divisent actuellement les auteurs.

En raison du caractère rétrospectif de l'étude et de la faible taille des effectifs, il est difficile, dans ce centre, d'affirmer la supériorité d'une des trois prises en charge thérapeutiques évaluées. Toutefois, si la réalisation de ponctions répétées est bien tolérée et efficace, elle est le plus souvent destinée aux épanchements parapneumoniques simples, non cloisonnés.

Pour l'évacuation des épanchements pleuraux compliqués, la thoracoscopie vidéo-assistée et le drainage par cathéter « en queue de cochon » avec instillation d'urokinase sont des méthodes plus appropriées et efficaces.

Streptococcus pneumoniae, actuellement en France la bactérie la plus fréquemment identifiée, est responsable de formes sévères.

Si l'augmentation des pleuropneumopathies ne peut être expliquée par l'augmentation des souches de pneumocoques de sensibilité diminuée à la pénicilline, leur sévérité actuelle pourrait être liée à la virulence de certains sérotypes qu'il convient de rechercher.

Cependant, cette pathologie évolue habituellement de façon favorable, avec peu de récidives, des complications peu fréquentes et des explorations fonctionnelles respiratoires rassurantes à moyen terme.

Par ailleurs, l'évolution des pleuropneumopathies en France tend à suivre, avec un décalage, celle observée aux Etats-Unis ; ainsi la vaccination anti-pneumococcique, débutée à grande échelle en décembre 2002, pourrait modifier dans les prochaines années l'écologie bactérienne des épanchements pleuraux parapneumoniques, entraînant une recrudescence des sérotypes pneumococciques non inclus dans le vaccin heptavalent.

BIBLIOGRAPHIE

1. Alfageme I, Vasquez R.
   Ventricular fibrillation after intrapleural urokinase.
   Intensive Care Med 1997; 23 (3): 352.

2. Alexiou C, Goyal A, Firmin RK, Hickey M.
   Is open thoracotomy still a good treatment option for the management of empyema in children.
   Ann Thorac Surg 2003; 7 (6): 1854-8.

3. Angelillo-Macckinlay TA, Lyons GA, Piedras MB, Angelillo-Mackinlay D.
   Surgical treatment of postpneumonic empyema.
   World J Surg 1999; 23 (11):1110-3.

4. Asensio de la cruz O, Blanco Gonzales J, Moreno Galdo A, Perez Friaz J, Salcedo Posadaas A, Sanz Borell L.
   Management of parapneumonic pleural effusions.
   An Esp Pediatr 2001; 54 (3): 272-82.

5. Avansino JR, Goldman B, Sawin RS, Flum DR.
   Primary operativ versus nonoperativ therapy for pediatric empyema: a meta-analysis
   Pediatrics 2005; 115 (6): 1652-9.

6. Azevedo I, Sarbeji M, Le Bourgeois M, Revillon Y, De Blic J, Paupe J, et al.
   Conduite diagnostique devant un épanchement pleural de l'enfant. A propos de 59 cas.
   Pédiatrie 1990; 4 (5): 807-12.

7. Bailey KA, Bass J, Rubin S, Barrowman N.
   Empyema management: twelve years'experience since the introduction of video-assisted thoracoscopy surgery.
   Laparoendosc Adv Surg Tech A 2005; 15 (3): 338-41.

8. Balquet P, Larroquet M.
   Drains pleuraux
   Encycl Méd Chir, Pédiatrie, 4-063 C-10, 1993.

9. Balquet P, Larroquet M, Gruner M.
   Current surgical treatment for pleural empyema in children.
   Pediatr Pulmonol Suppl 1999; 18: 109.

10. Barbato A, Panizzolo C, Monciotti C, Marcucci F, Stefanutti F, Gamba PG.
    Use of urokinase in childhood pleural empyema.
    Pediatr Pulmonol 2003; 35 (1): 50-5.

11. Barnes NP, Hull J, Thomson AH.
    Medical management of parapneumonic pleural disease
    Pediatr Pulmonol 2005; 39 (2): 127-34.

12. Berlioz M, Haas H, Albertini M, Bastiani-Griffet F, Kurzenne JY.
    Intérêt de la thoracoscopie dans les pleurésies purulentes de l'enfant de moins de 4 ans.
    Arch Pediatr 2001; 8 (2): 166-71.

13. Bishop NB, Ron S, Ushay HM, Greenwald BM.
    Alteplase in the treatment of complicated parapneumonic effusion: a case report.
    Pediatrics 2003; 11: 2.

14. Black S, Shinefield H, Fireman B, Lewis E, Ray P, Hansen JR, et al.
    Efficacy, safety and immunogenicity of heptavalent pneumococcal conjugate vaccine in children.
    Pediatr Infect Dis J 2000; 19 (3): 187-95.

15. Blic J. de.
    Prise en charge actuelle des pleurésies purulentes de l'enfant.
    Pédiatrie Pratique 2005; 164 : 1-3.

16. Blom D, Van Aalderen W, Alders J, Hoekstra M.
    Life-threatening hemothorax in a child following intrapleural administration of urokinase.
    Pediatr Pulmonol 2000; 30 (6): 493.

17. Bogaert D, De Groot R, Hermans PW.
    Streptococcus pneumoniae colonisation: the key to pneumococcal disease.
    Lancet Inf Dis 2004; 4 (3): 144-154.

18. Bouros D, Schiza S, Patsourakis G, Chalkiadakis G, Panagou P, Siafakas NM.
    Intrapleural streptokinase versus urokinase in the treatment of complicated parapneumonic effusions: a prospective, double-blind study.
    J Respir crit Care Med 1997; 155 (1): 291-5.

19. Bouros D, Schiza S, Siafakas N.
    Fibrinolytics in the treatment of parapneumonic effusions
    Monaldi Arch Chest Dis 1999; 54 (3): 258-63.

20. Bouros D, Schiza S, Tzanakis N, Chalkiadakis G, Drositis J, Siafakas N.
    Intapleural urokinase versus normal saline in the treatment of complicated parapneumonic effusions and empyema. A randomized, double-blind study.
    Am J Respir Crit Care Med 1999; 159 (1): 37-42.

21. Brémont F, Baunin C, Juchet A, Rancé F, Puget C, Juricic M, et al.
    Evolution clinique et traitement de l'empyème pleural chez l'enfant.
    Arch Pediatr 1996; 3 (4): 335-41.

22. Brémont F, Morelle K, Guilloux S.
Traitement chirurgical des pleuropneumopathies bactériennes du nourrisson et de l'enfant :
les indications discutables.
Arch Pediatr 2005; 12 (6): 832-834.

23. Buckingham SC, King MD, Miller ML.
Incidence and etiology of complicated parapneumonic effusions in children, 1996 to 2001.
Pediatr Infect Dis J 2003; 22 (6): 499-504.

24. Burgess LJ, Maritz FJ, Taljaard JJF.
Comparative analysis of the biochemical parameters used to distinguish between pleural
transudates and exsudates.
Chest 1995; 107 (6): 1604-9.

25. Byington CL, Spencer LSY, Johnson TA, Pavia AT, Allen D, Mason EO, et al.
An epidemiological investigation of a sustained high rate of pediatric parapneumonic
empyema : risk factors and microbiological associations.
Clin Infect Dis 2002; 34 (4): 434-40.

26. Cameron R, Davies HR.
Intra-pleural fibrinolytic therapy versus conservative management in the treatment of
parapneumonic effusions and empyema.
Cochrane Database Syst Rev 2004; 1 (2): CD002312.

27. Cantin L, Chartrand-Lefebvre C, Lepanto L, Gianfelice D, Rabbat A, Aubin B, et al.
Chest tube drainage under radiological guidance for pleural effusion and pneumothorax in a
tertiary care university teaching hospital: review of 51 cases.
Can Respir J 2005; 12(1): 29-33.

28. Carey JA, Hamilton JRL, Spencer DA, Gould K, Hasan A.
Empyema thoracis: the role of open thoracotomy and decortication.
Arch Dis Child 1998; 79 (6): 510-3.

29. Cassina PC, Hauser M, Hillejean L, Greschuschna D, Stamatis G.
Video-assisted thoracoscopy in the treatment of pleural empyema: stage-based management
and outcome.
J Thorac Cardiovasc Surg 1999; 117 (2): 234-8.

30. Chan PWK, Crawford O, Wallis C, Din Widdie R.
Treatment of pleural empyema.
J Paediatr Child Health 2000; 36 (4): 375-7

31. Chang YT, Dai ZK, Kao EL, Chou SH, Huang MF.
Thoracoscopic decortication: first-line therapy for pediatric empyema.
Eur Surg Res 2005; 37 (1): 18-21.

32. Chen KY, Liaw YS, Want HC, Luh KT, Yang PC.
Sonographic septation: A useful prognostic indicator of acute thoracic empyema.
J Ultrasound Med 2000; 19 (12): 837-43.

33. Chen LE, Langer JC, Dilon PA, Foglia RP, Huddleston CB, Mendelson EN et al.
Management of late-stage parapneumonic empyema.
J Pediatr Surg 2002; 37(3): 371-4.

34. Cherian T, Mulholland EK, Carlin JB, Ostensen H, Amin R, De Campo M, et al.
Standardization interpretation of paediatric chest radiographs for the diagnosis of pneumonia
in epidemiological studies.
Bull World Health Organ 2005; 83 (5): 353-9.

35. Cochran JB, Tecklenburg FW, Turner RB.
Intrapleural instillation of fibrinolytic agents for treatment of pleural empyema.
Pediatr Crit Care Med 2003; 4(1): 39-43.

36. Cohen G, Hjordtal V, Ricci M, Jaffe A, Wallis C, Dinwiddie R, et al.
Primary thoracoscopic treatment of empyema in children.
J Thorac Cardiovasc Surg 2003; 125(1): 79-84.

37. Cohen R, Aberrane S, Estrangin E.
Des critères microbiologiques prédictifs d'efficacité aux propositions thérapeutiques.
Arch Pediatr 2005; 12 (6): 835-7.

38. Colice GL, Curtis A, Deslauriers J, Heffner J, Light R, Littenberg B, et al.
Medical and surgical treatment of parapneumonic effusions : an evidence-based guideline.
Chest 2000; 118 (4): 1158-71.

39. Davis CW, Loks, Davies RT.
The systemic fibrinolytic activity of intrapleural streptokinase.
Am J Respir Crit Care Med 1998; 157 (1): 328-30.

40. De Benedictis FM, De Giorgi G, Niccoli A.
Treatment of complicated pleural effusion with intracavitary urokinase in children.
Pediatr Pulmonol 2000; 29 (6): 438-42.

41. Donnelly LF, Klosterman LA.
CT appearence of parapneumonic effusions in children : findings are not specific for
empyema.
AJR Am J Roentgenol 1997; 169 (1): 179-82.

42. Doski JJ, Lou D, Hicks BA, Megison SM, Sanchez P, Contidor M, et al.
Management of parapneumonic collections in infants and children.
J Pediatr Surg 2000; 35 (2) : 265-70.

43. Eastham KM, Freeman R, Kearns AM, Eltringham G, Clark J, Leeming J, et al.
Clinical features, aetiology and outcome of empyema in children in the north east of
England.
Thorax 2004; 59 (6): 522-5.

44. Gates R, Caniano D, Hayes JR, Arca MJ.
Does VATS provide optimal treatment of empyema in children ? A systematic review.
J Pediatr Surg 2004; 39 (3): 381-6.

45. Gates RL, Hogan M, Weinstein S, Arca MJ.
Drainage, fibrinolytics, or surgery: a comparaison of treatment options in pediatric empyema.
J Pediatr Surg 2004; 39 (11): 1638-42.

46. Gofrit O, Engelhard D, Abu-Dalu K.
Postpneumonic thoracic empyema in children: a continual surgical challenge.
Eur J Pediatr Surg 1999; 9 (1): 4-7.

47. Greillier L, Fraticelli A, Astoul P.
La thoracoscopie médicale.
La lettre du pneumologue 2004; 7 (4):162-6.

48. Guyon G, Allal H, Lalande M, Rodière M.
Les pleurésies purulentes de l'enfant: expérience montpelliéraine.
Arch Pediatr 2005 ; 12 (Suppl 1) : S54-7.

49. Hardie W, Bokulig R, Garcia VF, Reising SF, Christie CD.
Pneumococcal pleural empyemas in children: epidemiology and management.
Clin Infect Dis 1996; 22 (6): 1057-63.

50. Hardie W, Robert N, Reising S, Christie C.
Complicated parapneumonic effusions in children caused by penicillin-non susceptible
Streptococcus pneumoniae.
Pediatrics1998; 101: (3pt 1) 388-92.

51. Hausdorff WP, Bryant J, Paradiso PR, Siber GR.
Which pneumococcal serogroups cause the most invasive disease: implications for conjugate
vaccine formulation and use, part I.
Clin Infect Dis 2000; 30 (1): 100-21.

52. Hausdorff WP, Bryant J, Kloek C, Paradiso PR, Siber GR.
The contribution of specific pneumococcal serogroups to different disease manifestations :
implications for conjugate vaccine formulation and use.
Clin Infect Dis 2000; 30 (1): 122-140.

53. Hausdorff WP.
Invasive pneumococcal disease in children: geographic and temporal variations in incidence
and serotype distribution.
Eur J Pediatr 2002; 161 (Suppl 2): S135-9.

54. Hawkins JA, Scaife ES, Hillman ND, Feola GP.
Current treatment of pediatric empyema.
Semin Thorac Cardiovasc Surg 2004; 16 (3): 196-200.

55. Heffner JE.
    Infection in the pleural space.
    Clin Chest Med 1999; 20 (3): 607-22.

56. Hilliard TN, Henderson AJ, Langton Hewer SC.
    Management of parapneumonic effusion and empyema.
    Arch Dis Child 2003; 88 (10):915-7.

57. Huang FL, Chen PY, Ma JS, Yu HW, Chi CS, Lau YG, et al.
    Clinical experience of managing empyema thoracis in children.
    J Microbiol Immunol Infect 2002; 35 (2): 115-20.

58. Jaffé A, Balfour-Lynn IM.
    Management of empyema in children.
    Pediatr Pulmonol 2005; 40 (2): 148-56.

59. Kaplan S, Mason EO, Wald E, Tan TQ, Schutze GE, Bradley JS, et al.
    Six year multicenter surveillance of invasive pneumococcal infection in children.
    Pediatr Infect Dis 2002; 21 (2): 141-7.

60. Karaman I, Erdogan D, Karaman A, Cakmak O.
    Comparison of closed-tube thoracostomy and open thoracotomy procedures in the
    management of thoracic empyema in childhood.
    Eur J Pediatr Surg 2004; 14 (4): 250-4.

61. Kearnay SE, Davies CW, Davies RJ,Gleeson FV.
    Computed tomography and ultrasound in parapneumonic effusions and empyema.
    Clin Radiol 2000; 55 (7): 542-7.

62. Kercher KW, Attorri RJ, Hoover D, Morton D.
    Thoracoscopic decortication as first line therapy for pediatric parapneumonic empyema.
    Chest 2000; 118 (1): 24-7.

63. Kilic N, Celebi S, Gurpinar A, Hacimustafaoglu M, Konca Y, Ildirim I, et al.
    Management of thoracic empyema in children
    Pediatr Surg Int 2002; 18 (1): 21-23.

64. Knudtson J, Grewal H.
    Pediatric empyema – an algorithm for early thoracoscopic intervention.
    JSLS 2004; 8 (1): 31-4.

65. Kohn GL, Walston C, Feldstein J, Warner BW, Succop P, Hardie WD.
    Persistant abnormal lung fonction after childhood empyema.
    Am J Respir Med 2002; 1 (6): 441-5.

66. Korneckii A, Sivan Y.
Treatment of loculated pleural effusion with intapleural urokinase in children
J pediatr Surg 1997; 32 (10): 1473-5.

67. Krishnan S, Amin N, Dozor A, Stringel G.
Urokinase in the management of complicated parapneumonic effusions in children.
Chest 1997; 112 (6): 1679-83.

68. Kroegel C, Anthony VB.
Immunobiology of pleural inflammation: potential implications for pathogenesis, diagnosis and therapy.
Eur Respir J 1997; 10 (10): 2411-8.

69. Laurens G, Murbach V, Cattier B, Chomarat M, Cottin J, Demachy M, et al.
Observatoires régionaux du Pneumocoque.
Bull Epidemiol Hebd 2001; 33 : 1-18.

70. Larroquet M, Epaud R, Grapin C, Helardot P.
Faut-il encore drainer les pleurésies purulentes ?
Arch Pediatr 2005; 12 (6): 830-31.

71. Lee KS, Im JG, Kim YH, Hwang SH, Bae WK, Lee BH.
Treatment of thoracic multiloculated empyemas with intracavitary urokinase: a prospective study.
Radiology 1991; 179 (3): 771-5

72. Leland L Fan.
Approach to pleural effusions and empyemas. Fifth international congress on pediatric.
Paris: EDK 2002: p.72.

73. Lewis RA, Feigin RD.
Current issues in the diagnosis and management of pediatric empyema.
Semin Pediatr Infect Dis 2002; 13 (4): 280-8.

74. Light RW.
Clinical Practice. Pleural effusion.
N Engl J Med 2002; 346 (25): 1971-7.

75. Light RW.
A new classification of parapneumonic effusions and empyema
Chest 1995; 108 (2): 299-301.

76. Luh SP, Chou MC, Wang LS, Chen JY, Tsai TP.
Video-assisted thoracoscopic surgery in the treatment of complicated parapneumonic effusions or empyemas: outcome of 234 patients.
Chest 2005; 127 (4): 1427-32.

77. Mackenzie JW.
Video-assisted thorcoscopy: treatment for empyema and hemothorax
Chest 1996; 109(1): 2-3.

78. Margenthaler JA, Weber TR, Keller MS.
Predictors of surgical outcome for complicated pneumonia in children: impact of bacterial virulence.
World J Surg 2004; 28 (1): 87-91.

79. Martinez-Ferro M, Duarte S, Laje P.
Single-port thoracoscopy for the treatment of pleural empyema in children.
J Pediatr Surg 2004; 39 (8): 1194-6.

80. Masi S, Tuerlinck D, Sokal E.
Infections pneumococciques chez l'enfant.
http://www.pediatrie.be/infectpneumo.htm (consulté le 10/07/2005)

81. Maskell NA, Davies CWH, Nunn AJ, Hedley EL, Gleeson FV, Miller R, et al.
U.K. controlled trial of intrapleural streptokinase for pleural infection.
N Engl J Med 2005; 352 (9): 865-74.

82. Mc Intosh K.
Community-acquired pneumonia in children.
N Engl J Med 2002; 346 (6): 429-37.

83. Michelow JC, Olsen K, Lozano J, Rollins NK, Duffy LB, Ziegler T, et al.
Epidemiology and clinical characteristics of community-acquired pneumonia in hospitalized children.
Pediatrics 2004; 113 (4): 701-7.

84. Miserocchi G.
Physiology and physiopathology of pleural fluid turnover.
Eur Respir J 1997; 10 (1): 219-25.

85. Monagle P, Michelson AD, Bovill E, Adrew M.
Antithrombotic therapy in children.
Chest 2001; 119 (Suppl 1): 344S-70S.

86. Monroc M, Marguet C, Dacher JN, Le Guillou A, Eurin D, Le Dosseur P.
Evolution et surveillance radiologique des pneumopathies communautaires de l'enfant.
Arch pediatr 1998; 5 (Suppl.1): 37S-44S

87. Moulton JS, Benkert RE, Weisiger KH, Chambers JA.
Treatment of complicated pleural fluid collections with image-guided drainage and intracavitary urokinase.
Chest 1995; 108 (5): 1252-9.

88. Muhlemann K, Matter HC, Tauber MG, Bodmer T.
Nation wide surveillance of nasopharyngeal Streptococcus pneumoniae isolates from children with respiratory infection, Switzerland, 1998-1999.
J Infect Dis 2003; 187 (4): 589-96.

89. Nagayama Y, Sakurai N, Yamamoto K.
Clinical observations of children with pleuropneumonia due to Mycoplasma pneumoniae.
Pediatr Pulmonol 1990; 8 (3): 182-7.

90. Obaro S, Adegbola R.
The pneumococcus : carriage, disease and conjugates vaccines.
J Med Microbiol 2002; 51 (2): 98-104.

91. Ozcelik C, Inci I, Nizam O, Onat S.
Intrapleural fibrinolytic treatment of multiloculated postpneumonic pediatric empyemas.
Ann Thorac Surg 2003; 76 (6): 1849-53.

92. Ozcelik C, Ulku R, Onat S, Ozcelik Z, Inci I, Statici O.
Management of postpneumonic empyemas in children.
Eur J Cardiothorc Surg 2004; 25 (6): 1072-8.

93. Paganini H, Guinazu J, Hernandez C, Lopardo H, Gonazlez F, Berberian G.
Comparative analysis of outcome and clinical features in children with pleural empyema
caused by penicillin-non susceptible and penicillin susceptible *Streptococcus pneumoniae*.
Int J Infect Dis 2001; 5 (2): 86-8.

94. Pierrepoint MJ, Evans A, Morris SJ, Harrison SK, Doull IJ.
Pigtail catheter drain in the treatment of empyema thoracis.
Arch Dis Child 2002; 87 (4): 331-2.

95. Quadri A, Thomson AH.
Pleural fluids associated with chest infection.
Paediatr Respir Rev 2002; 3 (4): 349-55.

96. Ramnath RR, Heller RM, Ben-Ami T, Miller MA, Campbell P, Neblett WW, et al.
Implications of early sonographic evaluation of parapneumonic effusions in children with
pneumonia.
Pediatrics 1998; 101(1pt1): 68-71.

97. Rescorla F, West K, Cingalewski C, Engum S, Scherer L, Grosfeld J.
Efficacy of primary and secondary video-assisted thoracic surgery in children.
J Pediatr Surg 2000; 35 (1): 134-8.

98. Riquet M, Badia A.
Technique de drainage à thorax fermé d'une pleurésie purulente.
Ann chir 2004; 129 (3): 177-81.

99. Roberts JS, Bratton SL, Brogan TV.
Efficacy and complications of percutaneous pigtail catheters for thoracostomy in pediatric
patients.
Chest 1998; 114 (4): 1116-21.

100. Rodriguez JA, Hill CB, Loe WA, Kirsch DS, Liu DC.
     Video-assisted thoracoscopic surgery for children with stage II empyema.
     Surg 2000; 66 (6): 569-73.

101. Sardet A.
     Les pleurésies. Conduites diagnostiques et thérapeutiques.
     Arch Pediatr 2000; 7 (Suppl.1): 33-8.

102. Sasse S, Causing L, Mulligan M, Light R.
     Serial pleural fluid analysis in a new experimental model of empyema
     Chest 1996; 109 (4): 1043-8.

103. Sasse S, Nguyen T, Texeira L, Light R.
     The utility of daily therapeutic thoracocentesis for the treatment of early empyema.
     Chest 1999; 116 (6): 1703-8.

104. Schultz KD, Fan LL, Pinsky J, Ochoa L, Smith EO, Kaplau SL, et al.
     The changing face of pleural empyemas in children : epidemiology and management.
     Pediatrics 2004; 113 (6): 1735-40.

105. Shoseyov D, Bibi H, Shatzberg G, Klar A, Akerman J, Hurvitz H, et al.
     Short-term course and course of treatments of pleural empyema in pediatric patients:
     repeated ultrasound-guided needle thoracocentesis versus chest tube drainage.
     Chest 2002; 121 (3): 836-40.

106. Sit SC, Cohen G, Jaffé A.
     Urokinase in the treatment of childhood empyema.
     Thorax 2003; 58 (1): 93-94.

107. Subramaniam R, Joseph V, Tan G, Goh A, Chay O.
     Experience with video-assisted thoracoscopic surgery in the management of complicated
     pneumoniae in children.
     J Pediatr Surg 2001; 36 (2):316-9.

108. Syrjanen RK, Kilpi TM, Kaijalainen TH, Herva EE, Takala AK.
     Nasopharyngeal carriage of Streptococcus pneumoniae in Finnish children younger than
     2 year old.
     J Infect Dis 2001; 184 (4): 451-9.

109. Tan TQ, Mason EO, Barson WJ, Wald ER, Schutze GE, Bradley JS, et al.
     Clinical characteristic and outcome of children with pneumonia attributable to penicillin-
     susceptible and penicillin-nonsusceptible Streptococcus pneumoniae
     Pediatrics 1998; 102 (6): 1369-75.

110. Tan TQ, Mason EO, Barson WJ, Wald ER, Schutze GE, Bradley JS, et al.
     Clinical characteristics of children with complicated pneumonia caused by streptococcus
     pneumoniae.
     Pediatrics 2002; 110 (1pt1): 1-6.

111. Texeira LR, Sasse SA, Villarino MA, Nguyen T, Mulligan M, Light RW.
     Antibiotic levels in empyemic pleural fluid.
     Chest 2000; 117 (6): 1734-9.

112. Thomson AH, Kumar MR, Wallis C, Balfour Lynn IM.
     Randomised trial of intrapleural urokinase in the treatment of childhood empyema.
     Thorax 2002; 57 (4): 343-7.

113. Thumerelle C, Santos C, Morillon S, Bott L, Pouessel G, Deschildre A.
     Facteurs de risque de survenue des pleuropneumopathies bactériennes en pédiatrie.
     Arch Pediatr 2005; 12 (6): 827-9

114. Tillet WS, Sherry S.
     The effect in patients of streptococcal fibrinolysis (streptokinase) and streptococcal
     desoxyribonuclease on fibrinous purulent and sanguinous pleural exsudations.
     J Clin Invest 1949; 28: 173-86.

115. Tonz M, Ris HB, Casaulta C, Kaiser G.
     Is there a place for thoracoscopic debridement in the treatment of empyema in children ?
     Eur J Pediatr Surg 2000; 10 (2): 88-91.

116. Tournier G, Sardet-Frismand A, Baculard A.
     Pneumologie pédiatrique. Maladies de la plèvre.
     Paris : Masson, 1996 p.154-61.

117. Trouilloud C, Pedespan L, Demarquez JL, Lamireau T, Fayon M.
     Traitement intrapleural et pleurésies infectieuses : à propos de trois observations
     pédiatriques.
     Arch Pediatr 2001; 8 (3): 294-8.

118. Tuncozgur B, Ustunsoy H, Sivrikoz M, Dikensoy O, Topal M, Sanli M, et al.
     Intrapleural urokinase in the management of parapneumonic enpyema: a randomised
     controlled trial.
     Int J Clin Pract 2001; 55 (10): 658-60.

119. Ulku R, Onen A, Onat S, Kilinc N, Ozcelik C.
     Intrapleural fibrinolytic treatment of multiloculated pediatric empyemas.
     Pediatr Surg Int 2004; 20 (7): 520-4.

120. Weil-Olivier C, Levy C, Marguet C, Sardet A, De La Rocque F, Lécuyer A, et al.
     Enquête rétrospective multicentrique sur les pleuropneumopathies infectieuses de l'enfant
     en France.
     Arch Pediatr 2005 ; 12 (6): 823-6.

121. Weinstein M, Restrepor, Chait PD, Commolly B, Temple M, Macarthur C.
     Effectiveness and safety of tissue plasminogen activator in the management of
     complicated parapneumonic effusions.
     Pediatrics 2004; 113 (3pt1): 182-5.

122. Wells RG, Havens PL.
     Intrapleural fibrinolysis for parapneumonic effusion and empyema in children.
     Radiology 2003; 228 (2): 370-8.

123. Whitney CG, Farley MM, Hadler J, Harrisson LH, Bennett NM, Lynfield R, et al.
     Decline in invasive pneumococcal disease after the introduction of protein-
     polysaccharide conjugate vaccine
     N Engl J Med 2003; 348 (18): 1737-46.

124. Yao CT, Wu JM, Liu CC, Chguang HY, Wang JN.
     Treatment of complicated parapneumonic pleural effusion with intrapleural streptokinase
     in children.
     Chest 2004; 125 (2): 566-71.

125. Zerr DM, Alexander ER, Duchin JS, Koutsy LA, Rubens CE.
     A base-control study of necrotizing fasciitis during primaru varicella.
     Pediatr 1999; 103: 783-90.

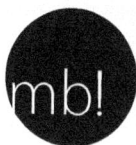

MoreBooks!
publishing

mb!

Oui, je veux morebooks!

i **want** morebooks!

Buy your books fast and straightforward online - at one of world's fastest growing online book stores! Environmentally sound due to Print-on-Demand technologies.

Buy your books online at

www.get-morebooks.com

Achetez vos livres en ligne, vite et bien, sur l'une des librairies en ligne les plus performantes au monde!
En protégeant nos ressources et notre environnement grâce à l'impression à la demande.

La librairie en ligne pour acheter plus vite

www.morebooks.fr

VSG
VDM Verlagsservicegesellschaft mbH
Heinrich-Böcking-Str. 6-8   Telefon: +49 681 3720 174   info@vdm-vsg.de
D - 66121 Saarbrücken   Telefax: +49 681 3720 1749   www.vdm-vsg.de

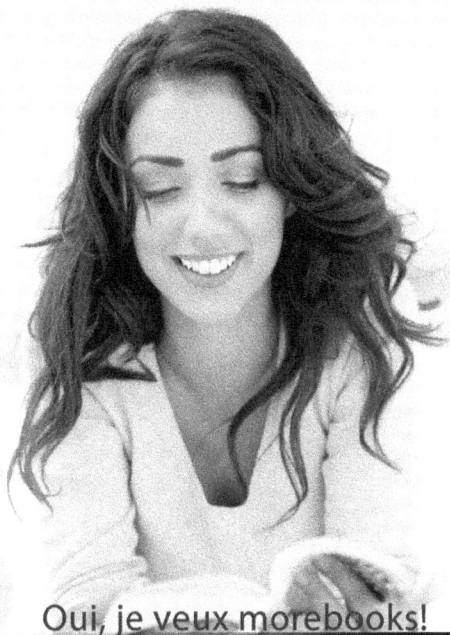

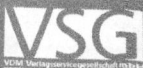

www.ingramcontent.com/pod-product-compliance
Lightning Source LLC
Chambersburg PA
CBHW021118210326
41598CB00017B/1485